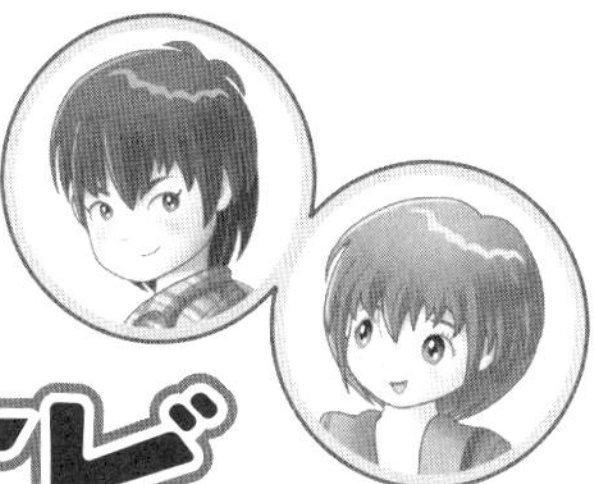

ナラエビ医療学講座

物語と科学の統合を目指して

斎藤清二

北大路書房

目次

プロローグ　健康に良いとはどういうことか?

私がまだ以前勤めていた大学にいて、中国のある大学との交流のための訪問団の一員として、北京に宿泊していた時の出来事である。

ご存じの方も多いと思うが、外国（特に中国を含むアジア地域）に旅行すると、初めての人は、必ず一回は下痢、発熱といった症状の洗礼を受ける。この現象は、専門用語ではTraveler's diarrhea（旅行者の下痢症）と呼ばれている。人間の腸内には、信じられないほどの数の細菌が常在しており、これらの菌（腸内細菌叢）と人間とは、ほぼ完璧な共存関係にある。これらの菌は、その宿主（当人）には悪さをしない。だから、全てを清潔にしておかないと気が済まない、という潔癖な性格の人は、そもそも実現不可能な目標を掲げているということになる。

初めての土地に旅行する場合、その土地での食べ物や飲み物に含まれる細菌は、旅行者にとっては未知との遭遇となるため、腸内細菌叢に変化が起こり、それが下痢や発熱を引き起こすものと思われる。新しい環境に順応するのには、通常一週間くらいかかり、この順応がどのように引き起こされるのかは、必ずしもはっきり分かっていないが、腸内でのローカルな環境の変化（細菌の棲み分けなど）と、身体の免疫機能のバランスの変化などが起こって、最終的に新しい適応状況ができあがるのだと思われる。

この新しい土地での順応がいったん獲得されると、それはすぐには元に戻らず、一定期間続く。例えば、この時、数名の学生が同行していたのだが、ほとんどの学生が旅行中高熱と下痢に数日間悩まされた。ところが、一人だけケロリとした顔をして友人の世話をしている学生がいた。彼に聞いてみると、案の定、以前一度、中国を訪れたことがあるとのことだった。その最初の中国旅行の時は、彼も同じ様な下痢と発熱を体験したという。親善使節の主要メンバーである、学長や教授といった偉い先生方は、誰一人下痢をすることもなく、毎日浴びるほど酒を飲み、中華料理を平らげてケロリとしておられた。もちろんこの先生方が仕事をしていなかったというわけではない。これらの先生方は、中国訪問が初めてではなく、その他の国も含めて何度も海外旅行を体験してこられた方ばかりである。要するに身体が慣れているのだ。

私は、と言うと、中国訪問はその時が初めてだったが、南アメリカなどの発展途上国への滞在経験があったこととと、おそらく子どもの頃、今の学生たちに比べれば衛生上劣悪な環境で育ったためか、軽い下痢はしたが発熱には至らなかった。私とほぼ同年輩の学生係長さんも、海外渡航経験はあまり無いにもかかわらず、私と同じ程度の体調だったので、やはり育った環境（生まれた年代）によって、腸内細菌叢の変化に対する抵抗力が違うという私の仮説はある程度正しいのだろう。

さて、ここまでは前置きで、ここからが本題である。

その朝、私を含めた数名のスタッフが、ホテルの食堂で一緒に朝粥を食べていた。その時、同じテーブルにいたのは、A名誉教授（専門は薬理学）、B教授（専門は消化器外科学）、唯一おなかを壊していない学生のC君、下痢から回復したばかりのDさん、それと私（斎藤）であった。話題は、中国へ来て以来、おなかの調子を崩している学生が多くて困ったものだ、ということから始まって、いつのまにか、健康のためにはどのようなライフスタイルが良いのか、というような話になっていた。

以下にその時の会話を再構成する（なお、文責は全て斎藤にあり、実在の人物には一切責任は無い）。

A名誉教授　B先生は、いつもお元気そうで、結構ですなぁ。

B教授　ええ。私は消化器には自信があります。特に最近は、夜の食事を毎日十一時くらいにとるようにして、食べたらすぐ寝るようにしていますので、とても快調です。

A名誉教授（びっくりして）え、えーっ。そんな。食べてすぐ寝たりしたら、消化に悪いんじゃないの？

B教授（平然と）　いや、そうではないんです。食べてすぐ寝ると、寝ている間に消化管が一番良く働くので、朝までにすっきり消化されるんですよ。もっとも私は、朝は軽くしか食べませんが…。

A名誉教授（やや不信げに）　わしは、夕飯食べたら、寝る前はあまり食べないようにしているよ。その方が消化に良いですよ。漢方の古典にだってそう書いてあると思うが…。

B教授（きっぱりと）　いや。最近、そうではないということが科学的に証明されたんですよ。これはE大学のF教授が実験で証明したのですが、ラットに食事をさせた後、腸管の運動機能を、電極法でモニターしたんですね。そうしたら、睡眠中が一番腸が活発に働くんです。

A名誉教授（苦笑しながら）　しかし、それは、ラットの場合だろう。人間の場合は、中国四千年の伝統に照らし合わせても、そんなことは信じられないがなぁ…。

この話題は、そこで中断してしまった。その後、B教授は食事を終えて部屋に戻り、私とA名誉教授とC君、Dさんが、その席に残った。

斎藤　今のお話、たいへん面白かったのですが、もし、私の患者さんに「先生、夜寝る前に食事をするのと、寝る前には食べないのとでは、どちらがからだに良いのですか?」と聞かれたら、私はどう答えれば良いのでしょうか?　それと、私たちはどうやったら、その正解を知ることができるのでしょうか?

A名誉教授　それは、こうするしかないね。まず百人の患者を、ランダムに五十人ずつに分けて、この二群には他の要因——例えば、年齢とか性別とか——に差が無いということを確かめておく。そして、五十人には就寝直前に食事をさせ、残りの五十人には、寝る二時間以上前に食事をさせる。これを一定期間続けて、どちらが良いかを統計的に判定する。

斎藤　判定の基準はどうしたら良いでしょうか？

A名誉教授　これは、色々考えられるが、根本的には、両群の平均寿命に差があるかどうかだろうね。しかし、これは何十年以上も追跡調査をする必要があるから、まず無理だろう。

斎藤　そうでしょうね。

A名誉教授　観察期間が短くても良いから、何らかの客観的なデータが得られれば良いね。例えば、腸の働きの指標とか。

斎藤　例えば、全員に大腸内視鏡を施行して内圧を計るとか、ですか？

A名誉教授（あきれて）えーっ。消化器科の医師はそんな非人道的なことをするのかね。それは、患者の負担が大き過ぎて、難しいだろうね。栄養指標とか、肥満度の調査というのも考えられるね。しかし、その指標が、本当に「健康に良い」ということになるのかどうかには疑問がある。

斎藤　代理エンドポイントは、必ずしも真のアウトカムを反映しないということですね。

A名誉教授　そういうことになるね。

学生たち　…（ちんぷんかんぷん）…。

斎藤　今までに、そういう研究が行われたという報告があるでしょうか？

A名誉教授　調べたことはないが、まず無いだろうね。だから、患者さんに聞かれたら、適当に答えるしかないね。

そこで、A名誉教授も食事を終えて退席し、私と学生のC君、Dさんだけが残った。

C君（学生） 斎藤先生、偉い先生ばかりおられると思ったので、黙って聞いていましたが、医学なんてずいぶんいい加減なものですね。「寝る前にものを食べていいかどうか？」なんてすごく一般的でありふれた疑問じゃないですか。それなのに、何であんなごちゃごちゃ考えなくちゃいけないんですか？ しかも、あれじゃ結局どちらが正しいかの分からないってことじゃないですか。

斎藤 うん。君の言うとおり、医学が、健康上のありふれた疑問について、本当は何も分かっていない、という指摘は正しい。それにもかかわらず、分かっているようなことを言う人が多過ぎる。医者も、医者でない専門家もそうだ。マスコミなんかもっとひどい。

Dさん（学生） そう言えば、○○のもんたさんのテレビなんか信じている人がとても多いようですけど、ああいう話って、本当に根拠が有るんですか？

斎藤 良い質問だね。今、君が言った「根拠」という言葉は、我々がこういった問題を考える時、とても大切な概念なんだ。最近は「エビデンス」という外来語を使うことが多いけどね。一種の流行語になっているくらいだ。ところで、この「根拠」が有るか無いかってことは、「根拠とは何か」という定義がしっかりされていないと、議論ができないね。

Dさん 根拠って、「科学的な証拠」じゃないんですか？

C君　そうだとすると、B教授が「動物実験で、寝る前に食べた方が良いと証明された」と言っていたのは、「科学的な証拠」が有るってことになるんじゃないですか？

Dさん　でも、ネズミでそうだったからって、人間にも当てはまるって言えるのかしら？

斎藤　そうそう。A名誉教授もそう言っておられたね。動物実験の結果をそのまま人間に当てはめることには無理がある。

C君　でも、そう簡単に人体実験なんかできませんよ。

斎藤　そのとおり。人間に対して、動物と同じような実験を行うということは、倫理的に不可能だ。これは信じられないような話だが、実は昔、それをやった人がいるんだ。

Dさん　どうやったんですか？

斎藤　もちろん、日本での話ではない。ある国の王様が、二人の騎士に命じて、同じ量の食事をさせて、そのあとで一方は睡眠をとらせ、もう一方は馬に乗って走り回らせた。その後、二人の騎士の首をはねて…。

Dさん　きゃーっ！　うっそー！　先生、やめてください！

斎藤　この話は、ちゃんとした学術書に引用されているんだが、これ以上は口にするのも恐ろしいね。どちらにせよ、人間の健康についての疑問を、動物実験と同じような方法で証明することはできないということだよ。

C君　でも、A名誉教授が言っていた「百人の患者さんを使って…」という研究は、人体実験ではないのですか？

斎藤　あれは「臨床疫学的な研究」と言うのだよ。しかし、このような研究を実行する時には、参加者によく説明して同意を得るなどの、厳密な倫理的配慮が必要だ。
Dさん　実際に行うのは、たいへんそうですね。
斎藤　そう。しかし、現在では、このような人間を対象とした「無作為割付試験（RCT）」というのが、一番「質の高い根拠」であるということになっている。
C君　他にも「根拠」ってあり得るのですか？
斎藤　良い質問だね。根拠というのは、有るか無いかの二者択一なのではなく、質の高い根拠も有れば、質の低い根拠も有るということだ。君たち、他にどういう根拠が考えられるかな。
Dさん　教科書に書いてあるとか…。
C君　そう言えば、A名誉教授は、「漢方の本にはそうは書いていない」と言っていましたね。でも東洋医学と西洋医学では、教科書に書いてあることはまるっきり違いますよ。
斎藤　通常は、西洋医学の教科書に書いてあることは正しくて、それ以外はあてにならないと単純に考える人が多いのだが、C君はなかなかバランスのとれた考え方をしているね。
C君　そうでなければ、わざわざ中国まで勉強に来ませんよ。
Dさん　でも、B教授は動物実験の結果だけじゃなくて、ご自分でも、「実際に寝る前に食べると調子が良い」と言ってましたね。ご自分の経験って、最強の根拠じゃありませんか？　それにB教授は消化器病学の専門家でしょう。
C君　でもA先生だって専門家だぜ。それに、僕は夜遅く物を食べると、翌朝食欲が無いよ。こういうのは人によって違うんじゃないのかなぁ。

Dさん　私も、寝る前に食べると太るような気がして、あまり食べないようにしているわ。

C君　こうやってみると、何を信じて良いか分かりませんね。

斎藤　一つ言えることは、簡単に「絶対にこれが正しい」と言うような人の言うことは、そのままは信用できない、ということだろうね。ところで、今までの話を少し整理してみよう。まず、第一に「根拠」と言う場合、いくつもの種類があり、その種類によって、質の善し悪しがあるということだね。まあ、これも一つの約束事に過ぎないのだが。

C君　誰と誰が約束したんですか？

斎藤　医学においてこのようなものの見方を最初に提案したのは、ゴードン・ガイアットという医師なのだが、それを一般に普及させたのは、カナダのサケット教授のグループで、このような考え方を「エビデンス・ベイスト・メディスン（Evidence Based Medicine　ＥＢＭ＝科学的根拠に基づく医療）」と言う。この考え方は、現在の医療においてとても有用だということを多くの人が認めている。ＥＢＭの考え方に従えば、医学的な根拠として質が最も高いのは、さきほどの話題にのぼった臨床疫学的な根拠だ。

Dさん　百人を五十人ずつにわけて、というやつですね。

斎藤　そう。しかし、臨床疫学的な根拠の中にも何種類かあって、それぞれ質の高さが違うのだが、話が長くなるので今日のところは省略する。ただ、大切なことは、ＥＢＭの考え方では、偉い先生が言ったからとか、教科書に書いてあるから、とかいうことだけでは、根拠の質は低いと考える。こういうのは要するに「権威者の見解」というやつだ。それと動物実験や、個人の経験も、根拠の質が低いと考える。

Dさん　偉い先生や、○のもんたさんが言ったからといって、それだけでは信用するなということですね。

C君　EBMって、反権威的なんですね。

斎藤　そういうことだ。しかし、さっきから話題になっているように、無作為割付試験を実行するのはなかなかたいへんだし、時間もかかる。ありふれた健康上の疑問に対して、質の高い根拠が全て証明されているわけではない。

Dさん　私、今晩から、寝る前に食べた方がいいのかしら。それとも食べない方が？

斎藤　そう。それが現実的な問題だね。どうやって決めたら良いだろう？　どう思う？

C君　うーん。分かりませんね。「好きにしてみたら」って言いたくなりますね。

Dさん　そんなの、単なる無責任じゃないの。

斎藤　いいや、そうとも言えない。いまみたいなのは、patients' preference（患者さんの好み）と呼ばれて、医療においては大切なものだと考えられている。

Dさん　えーっ。そんなんで良いんですか。それじゃあ、医者なんかいらないんじゃないですか？

斎藤　それじゃあ、例えば、こうしてみたらどうだろう。Dさん、あなたは、寝る前に食べる方が良いと思う？　それとも食べない方が良いと思う？

Dさん　私は、何となく食べない方が良いような気がします。

斎藤　それじゃあ、こうしましょう。今日から一週間、毎日寝る直前に食事するようにして、それで調子がどうかを一週間後に教えてください。その後の一週間は、今度は寝る前は食事せず、必ず寝る二時間以上前に食事してください。それで、どちらが調子が良かったか教えてください。その後どうするかは、一緒に考えましょう。

Dさん　なるほど。そういう風に試してみれば分かりますね。私、やってみようかなぁ。あっ。それと、今みたいに言ってもらうと、「勝手にしろ」という感じにはなりませんね。

斎藤　そうそう。そこが大切なところだ。患者さんの好みを尊重するということは、「勝手にやってくれ。おれは知らない」と言うこととは違う。

C君　でも、その結果って、Dさんにしか当てはまらないのでは？

斎藤　C君が問題にしているのは、「一般化可能性」というやつだね。結局、何を目的に研究をしているかによるということになるね。医療とは「目の前の患者さん個人に最大の幸福をもたらすための援助行為である」と定義すれば、百人のうち七十人に当てはまるが、三十人には当てはまらないような根拠よりも、確実にDさんに当てはまる事実の方が、根拠の質が高いということになる。さっきのような方法は、「N-of-1 試験」と呼ばれていて、「究極のエビデンス」と呼ぶ人もいるんだよ。

C君・Dさん（あっけにとられて）へーっ。そうなんですか。

斎藤　今の話みたいに、患者さん個人との関係ということを重視する時、エビデンスの考え方だけでは不十分で、個々の患者さんとの対話がとても大切になる。このような考え方を、「ナラティブ・ベイスト・メディスン（Narrative Based Medicine　NBM＝物語と対話に基づく医療）」と呼ぶ。僕は、ナラティブ（物語）もエビデンス（根拠）もどちらも大切にしたいので、それを合わせて「ナラエビ医療学」と呼ぶことにしている。

C君・Dさん（あきれて）えーっ。先生マジですか？　そんな変なこと言っているの、斎藤先生だけでしょう。

斎藤　まあ、そう言いなさんな（苦笑）。これも何かの縁だから、今後も色々教えてあげよう。ところで、君たち、何ていう名前だったっけ？

Dさん　私は、海老原愛です（えびはら・あい）です。

C君　僕は、奈良林誠（ならばやし・まこと）です。

斎藤　おお。これは偶然とはいえ、とっても良い名前だね。日本に帰ったら、私の研究室に遊びにおいで。

奈良林・海老原　わぁ、うれしいです。それじゃあ、これからも、よろしくお願いします。

講座第一回　グールド教授の死

ある日の斎藤教授の研究室である。中国への研修旅行で一緒だった、奈良林誠君と海老原愛さんの二人が、研究室に遊びに来ている。

＊

奈良林・海老原　斎藤先生、おじゃまします。中国ではお世話になりました。

斎藤　やあ。良く来たね。まあ座りたまえ。今、お茶でも入れよう。ところで君たち、奈良林誠君と海老原愛さんだったよね。ちょっと名前が長いから、誠（マコト）君と愛（アイ）さんと呼んでいいかな？

誠・愛　はい。もちろんそれで結構です。

＊

愛　へーえ。先生の研究室、割と広いですね。それに、そんなに散らかっていないし。

誠　おい。失敬なこと言うなよ。先生はこの研究室に移って来たばかりなんだから、いくら先生でもそんなにすぐに散らかせるわけないじゃないか。

愛　でも先生。テーブルの上は、さすがに御本でいっぱいですね。これじゃあ、部屋中、散らかるのも時間の問題ですね。

斎藤　…うー、ごほん(-_-;)。

＊

愛　あっ。私、この文庫本、知ってます。『ワンダフル・ライフ』ですね。バージェス頁岩の本ですね。

斎藤　愛さん、良く知っているね。

愛　私、高校の時、生物好きでしたから。

誠　へーっ。変わった動物の絵が表紙に書いてありますね。何ですかこれ。こんなアニメに出てくるような動物いるんですか?

愛　何言ってんのよ。これ、『カンブリア紀の大爆発』で有名な、アノマロカリスとハルキゲニアじゃあないの。授業で習わなかったの?

誠　でも、ここには、オパビニアって書いてあるよ。

愛　あら、間違っちゃったわ。ごめんなさい。

斎藤　まあ、いずれにしても、我々にはびっくりするような生物だからね。ところで、君たち、この本の著者のスティーブン・ジェイ・グールド博士って知っているかい。

誠（きっぱりと）知りません。

＊

愛　私、名前だけは知っています。何冊か科学エッセイ書いておられる方ですよね。

斎藤　そう。グールド博士は、ハーバード大学の進化生物学の教授で、ユーモアたっぷりの分かりやすい科学エッセイでは定評のある人で、邦訳も何冊も出ている。まあ、現代のアイザック・アシモフみたいな人だね。

誠　あっ。アシモフなら僕、知ってます。ロボットで有名な人ですね。

斎藤　そう。アシモフは科学者でSF小説家だが、とてもたくさんの科学エッセイを残している。その他に『黒後家蜘蛛の会』なんていう小説もある。一流の科学者で作家という人は結構たくさんいて、「ビッグバン理論」に真っ向から反対した、「定常宇宙論」物理学者のフレッド・ホイル教授なんかも有名だね。代表作は『十月一日では遅すぎる』という…。

愛　あのー…。グールド博士の話をしていたんじゃあ…？

斎藤　あっ。そうだった。ごめんごめん。つい博学ぶりが出てしまって…。

誠（小さな声で）先生のは単なる雑学じゃあ…。

＊

斎藤　ところで、グールド博士は残念なことに、最近、お亡くなりになった。

愛　えっ。そうなんですか。残念ですねえ。ご病気ですか？

斎藤　実はグールド教授は二十年前にも悪性腫瘍と診断されていたんだ。

誠　それじゃあ、再発ですか？　でも二十年もたってからというのは珍しいですね。

斎藤　さすが、誠君は医師の卵だけのことはあるね。しかし、どうやら再発ではなく、二十年前のとは違う癌らしい。ところで、グールド教授は、二十年前に癌を告知された前後のことを、エッセイに書いておられて、これがものすごくためになる。

愛　何ていうタイトルなんですか？

斎藤　Median is not the Message（「中央値は何も語らない」）というエッセイだ。

誠　あっ。僕、統計学はパスしたいです。

斎藤　何を言っているんだ。そういう人こそ、このエッセイを読まなきゃね。日本では、金剛出版から出ている『ナラティブ・ベイスト・メディスン』という本の中に収録されている。

誠　なーんだ。結局宣伝ですか？

斎藤　いやいやそうではない。本を買うのがもったいない人は、インターネットでも、このエッセイは読める。

http://cancerguide.org/median_not_msg.html（英文）

http://www.cancer-patient.net/medoc/steve/median_not_msg.html（日本語訳）

誠　結局、グールド博士は何の癌だったのですか？

斎藤　悪性中皮腫（malignant methotelioma）だ。

誠　ええっ。それって無茶苦茶、予後の悪い腫瘍じゃあないですか！

斎藤　良く知っているね。

誠　病理学で習いました。病理の教授のご専門の一つというので、イヤと言うほど詳しく習いました。あれって、ほとんど助からないんじゃないですか？　それと石綿（アスベスト）の吸入が原因になるのでしたよね。日本でも断熱材などとして、石綿が学校の校舎などに以前よく使われていたので、今後悪性中皮腫の患者が増えるんじゃないかと心配されているんですよね。

斎藤　そう。そのとおり。ところで、グールド博士は、四十一歳の時、ご自身の病名が悪性中皮腫だと告げられたんだ。ところが、主治医があまり詳しく説明してくれないので、自分でハーバード大学の図書館へ行って、悪性中皮腫の文献を調べたのだ。医師の怠慢じゃなくて、あまりにも悲観的な説明になるので、さすがのアメリカでも医師も口をつぐんでしまったということらしい。

＊

愛　図書館で、グールド博士はどんな文献を見つけたんですか？

斎藤　彼が見つけた文献の結論はこうだった。「悪性中皮腫に有効な治療法はなく、生命予後中央値は八ヶ月！」。

誠　生命予後八ヶ月ですか！　…。それじゃあ、一年以内に死んじゃうってことですね。うーん。…あれ、でもグールド博士は、それから二十年生きたんですよね。

愛　それに、ごく最近まで、たくさん本を出版されていたわ。ということは、ずっとお元気だったということね…。

誠　それじゃあ。診断が間違っていたんだ。

斎藤　いや。そうではないらしい。悪性中皮腫の診断は手術によって、病理学的に確認されたものだったらしい。エッセイによれば、グールド博士も集めた文献を読んだ時は、一瞬、放心状態になったらしいのだが、すぐに彼の頭は回転し始めたということだ。

愛　頭が回転すれば、癌が治るのですか？

斎藤　…いや、そうではなくて、さっき誠君が言ったのとは違う考え方をしたということさ。誠君より、もっと論理的に考えたのだよ。

誠　えっ。僕、何か論理的でないこと言いましたっけ？

＊

愛　分かった！　「生命予後中央値八ヶ月だから、一年以内に死んじゃう」というところですね。それって論理として間違っているということでしょう。

斎藤　そのとおり！　愛さん、すごいね。統計学がよく分かっているね。

愛　あれ、でも、予後中央値って何でしたっけ？　予後平均値とどう違うんでしたっけ？

誠　そのくらいなら、統計学で再試を受けた僕だって知っているよ。平均値は、全員の値を足して人数で割った数字。中央値は多い順から数えて、ちょうど真ん中の人の値だよ。

愛　あっ。そうか。でも、それじゃあほとんど同じことじゃあないの。

誠　そうじゃない。例えば、五人の患者さんがいて、生存期間の中央値はちょうど三番目に長く生きた人の生存期間だけれど、もし他の四人が一年以内に死んで、一人だけ二十年も生きたりすると、平均値は中央値よりずっと大きな値になってしまう。だからこのような場合、平均値より中央値の方がよく使われるんだ。

斎藤　パチパチパチ。誠君、すごいじゃないか。そんなによく分かっているのに、何で統計学で再試になったんだい？

誠　それを言わないでくださいよ。…あれ、どうしたの、愛さん。だまりこんじゃったけど。

＊

愛　…私のおじいさん…。去年亡くなったんですけど。手遅れの癌が見つかって、お医者さんに「余命は半年です」って言われて、そのあとガックリと元気がなくなって、結局三ヶ月目に亡くなったんです。…あの、「余命半年」って、どういう意味だったんだろうって、考えてたんです。

誠　そうだったの…。でも、そのお医者さん、「余命半年」なんてどうして分かったんだろう？

愛　そうなのよ。さっきまでのお話を聞いていたら、何か急に気になりだしたのよ。だって、たとえ同じ病気の人も、その人がどのくらい生きるかなんて一人ひとり違うでしょう。どうやったら「この人は半年」なんて言えるのかしら。

誠　予後とか余命とかって、統計学的な数値ですよね。愛さんのおじいさんの場合、その先生がどのくらい正確に情報を告げていたかは分からないけれど、グールド教授の場合は、きちんとした文献にのっている研究のデータですよね。

斎藤　そう。おそらく、多数の悪性中皮腫の患者を長期間追跡した調査の成績だろうね。そうであれば、そのデータには根拠（エビデンス）が有ると言える。しかし、それはあくまでも、統計的なデータであって、グールド博士や愛さんのおじいさんにそのまま当てはまるわけではない。

愛　でも、それじゃあ、個人としてはどう判断したら良いんですか？

斎藤　そこが、根本的な問題なんだよ。グールド教授がエッセイで述べていることを引用してみよう。

「予後中央値が八ヶ月」であるということは、私たちの常識的な言葉では何を意味するのだろうか？　統計学の訓練を受けていない人の多くは、その文章を「私はおそらく八ヶ月のうちに死ぬだろう」と解釈すると思われる。まさに、この結論こそが、絶対に避けなければいけないものなのだ。その理由は二つある。一つは、その結論はそもそも誤りであるからであり、もう一つは、このような結論は闘病の姿勢に悪影響を与えるからである。

予後中央値八ヶ月と知った時、私の最初の知的な反応は、「結構じゃないか。半分はそれより長く生きるということだ。私が長い方の半分に入るチャンスがあるとしたら、それは何だ？」であった。私は一時間あまり、必死で文献を読み、最後にホッとしながら結論した。「上等じゃないか」と。私は若いし、比較的早期の段階で病気が見つかり、国内で最高の治療を受けるだろう。私には長く生きる可能性を示唆する特徴がたくさんある。

斎藤　そして、そのとおり、グールド教授はその後二十年間生きたんだよ。

誠　すごいなぁ。よくそこまで冷静に、合理的に考えられるものですね。確かにそう言われてみればそのとおりですね。

愛　予後中央値というのは、あくまでも統計学的な数値で、個人としてのグールド教授がいつまで生きるかということについて、何も語っていないというわけですね。だから「中央値は何も語らない」というわけですね。

斎藤　そのとおりだ。この話には、医学におけるとても重要な問題が含まれている。予後だの、余命だのというのは、あくまでもたくさんの患者さんについての研究の結果の統計的な情報に過ぎないんだ。「中央値」とか「平均値」というのは、抽象的な概念に過ぎない。一人ひとりの個人こそが、「実在」なんだよ。

＊

愛　でも、グールド博士はなぜ、二十年間も生きることができたんでしょう?

斎藤　それは分からない。もちろんグールド博士が生き延びたのは、単に運が良かっただけかも知れない。しかし、闘病姿勢が予後に影響を与えた可能性も否定できない。グールド博士は、最新の治療を積極的に受けたし、常にユーモアを忘れず、生きがいをもって仕事を続けたんだ。

誠　それって、生体の免疫能にも影響したかも知れませんね。ユーモアって生体のナチュラル・キラー細胞活性を高めるそうですから。

斎藤　そうだね。グールド博士はとても知性的な考え方のできる人だった。その知性の力が、彼自身の物語を通じて彼に力を与えたと言える。

愛　グールド博士は、統計学（エビデンス）を正確に理解することを通じて、自分自身を救う物語（ナラティブ）を発見したとも言えますね。

誠　そうか、だから今回のお話も、先生のおっしゃる「ナラエビ医療学」に関係があるのですね。

斎藤　そのとおり。だから、僕も知性とユーモアを両方とも大切にしようと考えているのさ。

誠・愛　えー。そうなんですか？　先生のは、単なる屁理屈と悪ふざけじゃあないですか。

斎藤　うーん(-_-;)。まあ、そういう表現法もあるな。…今日はこれくらいにしよう。それじゃあ、また遊びにおいで。

誠・愛　はい。それじゃあ、また、よろしくお願いします。

【文　献】

トリシャ・グリーンハル、ブライアン・ハーウィッツ編著、斎藤清二、山本和利、岸本寛史監訳『ナラティブ・ベイスト・メディスン——臨床における物語りと対話』金剛出版、二〇〇一年

講座第二回　高血圧は実在するか？

またまた、ある日の斎藤教授の研究室である。おなじみの学生、誠君・愛さんの二人が、研究室に遊びに来ている。

＊

誠・愛　先生、こんにちは、おじゃまします。わぁ！　この間、おじゃました時よりも、ずいぶん散らかりましたね。

斎藤　やあ、よく来たね。ちょうどいい。入り口の近くの机の上に積み上げてある本の上から三番目と四番目を取ってくれないか？

愛　こんなに散らかっているのに、よくどこにどの本があるか分かりますね。何ですかこれ？『超整理法』『続・超整理法』ですか？

斎藤　ああ。それそれ。その本とってもいい本なんで、しばらく研究室内に積んでおいて、だいぶたったので、そろそろ効果が出てくる頃かなぁ、と思っているんだが…。

愛　先生！　大丈夫ですか！　整理法の本を積んでおいたって、自動的にお部屋は片づきませんよ！

斎藤　そうかなぁ。僕なんか、学生の頃は、試験の前になると教科書を枕元に置いて毎晩寝ていたんだが、そうすると読まなくとも成績が上がったものだよ。

誠　先生！　病院へ行った方が良くありませんか？

斎藤　まあ、冗談はさておき、その本の下にある、青い色の表紙の本も取ってくれる？　そうそう、それだよ。

誠　ああ、これですね。『続ＥＢＭ実践ワークブック――今、できる限りの医療を』ですか。うーん。なんか医学生としては気分が引き締まるタイトルですね。

斎藤　そうそう。その本はとても分かりやすい良い本だ。この間からＥＢＭ（エビデンス・ベイスト・メディスン）の話をしていただろう。今日は、名郷直樹先生という方が書かれた、その本に沿って話をしよう。だから、今日の話の大部分は、僕のオリジナルではないんだがね。

誠・愛　えっ。先生のお話に、そもそもオリジナルなんてものがあったんですか？

斎藤　…(-_-;)。まあ、とにかく始めようか。

誠・愛　はい。お願いしまーす。

＊

斎藤　まず、おさらいしてみよう。君たち、「エビデンス」ってそもそも何のことか説明できるかね。

誠　それって、第一回の講座の時やりましたよね。

斎藤　厳密に説明するのは難しいし、必ずしも意見が一致していない部分もある。だから、ここでは、現実に利用できる範囲で、大切なポイントが分かっていれば良いということにしよう。医療において、一番質の高いエビデンスとはどういうことかな?

愛　臨床疫学的なエビデンスです。つまり、動物実験なんかの基礎実験ではなく、単なる偉い先生の見解でもなくて、人間の集団についてのデータで、良く計画された臨床試験によって得られた情報ですね。

斎藤　そのとおりだ。愛さん、すごいね。とってもよく分かっているね。よく分からない人は、もう一度、第一回を見なおしてね。それじゃあ誠君、ＥＢＭというのは、何のことですか?

誠　エビデンスを利用して、目の前の患者さんに最も質の高い医療を提供するための方法論のことです。

斎藤　そのとおり。「目の前の患者さんに」というところが大切だね。かなり偉い先生でもここを誤解している人が多い。ＥＢＭとは、誰にでも当てはまる一般的な正解を提供するものだという誤解だ。

愛　いつでも、誰でも、それをすれば正解、というのがあれば楽ですものね。

斎藤　そう。期待したくなる気持ちは分かるが、そう簡単にいけば医療には何の苦労も無い。そんな簡単にはいかないのが現実だよ。それでは、実際に目の前の患者さんのためにＥＢＭを実践するということは、どういうことか見ていこうか。

＊

斎藤　名郷先生の本の例に従って進めてみよう。ここが病院だとして、そこへ中村さんという七十二歳の男性のお年寄りがやってきたとしよう。

誠　何で中村さんなのですか？

斎藤　特に意味は無いよ。みんなそれぞれイメージしやすい人を思い浮かべてみてね。

誠・愛　はい。

斎藤　中村さんは、今までに大きな病気をしたことがなく、特に自分でも具合悪いところは無い。ところが、奥さんが高血圧なので、家に家庭用の血圧計がある。それで、何回か計ってみたところ、最高血圧がいつも160mmHgを超えていた。それで心配になって、病院へ来てみた、というわけだ。さて、中村さんの医療上の問題をどう設定するかね？

誠　それは、中村さんが何を望んでいるかによるのではないですか？

斎藤　誠君！　いいこと言うね。感激ものだね！　今までの医療では、最初に患者さんの希望を尋ねるというのはあまりしてこなかったからね。うーん、今の若い人たちは見所がある。

誠　先生。それってもしかして、「誉め殺し」ってやつじゃあないんでしょうね。

愛　でも、中村さんは、血圧が高いんでしょう？　やっぱり血圧を下げないといけないんじゃないですか？

誠　そう言われればそうだよね。血圧が140/90以上の人は高血圧だって習いました。そうすると、中村さんは高血圧ですから、血圧を下げる必要がありますね。

斎藤　なーんだ。やっぱりそこへ戻ってしまったか。それじゃあ、本筋からは離れるが、その問題を考えてみよう。そもそも「高血圧」って実在すると思う？

＊

誠　先生！　何を言い出すんですか？　やっぱり病院へ行った方がいいんじゃないですか？　だって、血圧を測れば200/100とか、とっても高い人が現実にいるじゃありませんか。確かに中村さんは最高血圧が160だし、最低血圧のことは分からないから、もっと調べる必要があるかも知れませんが…。

愛　ちょっと待ってください。先生のことだから…きっと何か裏が…。あっ、そうか、第一回の講座の時、話に出てきた、「約束事」ってことと関係があるんじゃないですか？「高血圧」という病気が実在しているんじゃなくって、「血圧が140/90以上の人を高血圧と呼びます」という約束事があって、それで中村さんが高血圧という判断をされるということですね。

斎藤　そうそう。愛さん、あなたはなんて頭が良いんだろう。さすが私の教え子だけあるね。

愛　また、「誉め殺し」ですか…？

誠　それは、ちょっと納得がいかないなぁ。確かに、「高血圧という病気」は単なる約束事かもしれませんが、「血圧の高い人」というのは現実にいますよ。

斎藤　しかし、血圧というのは連続的に変化するものだよ。どこかに区切りを設けない限り、この人は高血圧だとは判断できない。その区切りになる数字のことを、一般には「診断基準」というのだが、これは明らかにみんなで決めた約束事だ。それに、そもそも血圧を測ったことが一度も無い人や、血圧計というものが無いような社会では、高血圧なんてものは存在しない。

誠　うーん。なんか言いくるめられているような気がしますねえ…。

斎藤　まあ、無理も無いがね。ちょっと解説すると、「高血圧症」という疾患は実在し、中村さんがそれに当てはまるかどうかを我々が判断（診断）する、という考え方は、「実在論」と呼ばれ、我々医療者が伝統的に採用してきた考え方だ。それに対して、高血圧とは、私たちが勝手に作り出している「恣意的な言葉＝概念」であって、社会の在り方によって変わるという考え方は、「構成論」とか「構築論」とか呼ばれている。でも現代の思想では、むしろこちらの方が主流なんだよ。

誠　うーん。なんか頭がおかしくなりそうだ…。

愛　でも、何となく分かるわ。だって、高血圧の診断基準って、この間、変わったばかりでしょう。先輩が言ってたけど、診断基準が変わると、何百万人もの日本人が、高血圧になったり、そうでなくなったりするんですって。

誠　そう言えば、糖尿病の診断基準が変わって、以前は空腹時血糖が 140mg/dl までは糖尿病ではなかったのが、126mg/dl 以上は糖尿病だってことになったんですよね。それで、糖尿病の患者がずいぶん増えたって聞いたことがあります。

斎藤　そういった例はいっぱいあるね。特に、自分では痛くも痒くもない病気である、高血圧や高脂血症なんかの場合、患者さんは自分では病気かどうか判断できない。だから全て医者が決めた基準によって、病気に分類されたり、そうでないように分類されるというわけだ。さて、そのように基準を変えると、誰が恩恵を受けるんだろう？

誠　それは、もちろん、患者さんだと思います。診断基準がより正しいものになれば、患者さんが、より正しい治療を受けることができますから。

愛　…なんか、先生、ニヤニヤしていますね。裏がありそう…。あっ、そうだ。もし診断基準を変えて、より多くの人が「病気」と判定されれば、医者はもうかりますね。そうか、一番もうけるのは医療機関と製薬メーカーかしら？

誠　うーん。いくらなんでも、そういう風には考えたくないけどなぁ。

斎藤　確かに、愛さんが言うような考え方は、医療界ではタブーになっているのが現実だけれど、僕はとても大切なことだと思う。そういう問題について、エビデンスという考え方が役に立つかどうかは、よく考えなければならないね。

＊

斎藤　それでは、話を元に戻そう。中村さんがこう言ったとしよう。「先生、わし、血圧が高いみたいなだけど、自分ではちっとも具合悪くないがやちゃ。これでもやっぱり薬飲まんとあかんがけ？」。

愛　…中村さんて、どこの生まれなんですか？　何か変な富山弁ですね。

斎藤　あ、ごめん。僕は新潟県の生まれなもので。

誠　それはともかく、そうすると中村さんが知りたいのは、薬を飲むとどんな良いことがあるかということですね。

斎藤　そう。それと、もちろん悪いことも含めてだね。要するに、中村さんは、薬を飲めばどうなって、飲まなければどうなるのか、自分の近未来が知りたいということだ。

誠　その近未来予測をするために、エビデンスを調べるということですね。

愛　…何かひっかかるなぁ。…エビデンスって、過去の一般的なデータですよね。それを調べたからって、中村さんの未来はそのとおりになるってわけじゃないですよね。

誠　でも、そんなこと言っていたら、医療なんてできないよ。何にも方針が決められないじゃないか。

愛　…そうか。この問題も、前回の「グールド教授の死」の時に話し合いましたよね。

斎藤　そうそう。これは、医療における根本問題なのさ。我々が知りたいのは個人の運命なのに、科学が提供してくれるのはそうじゃない。それはあくまでも確率論的な情報なんだ。我々は少なくともそれをよく分かっていなければならない。

＊

斎藤　これじゃあ、なかなか先に進まないから、ちょっと強引に先へ進めよう。中村さんの問題について、信頼できる資料を調べたら、ＳＨＥＰ試験というのが見つかった。この試験は、ＥＢＭの専門家から見て、信頼できるエビデンスであるという条件をクリアしている。その結果をものすごく簡単に言うとこうなる。五年間降圧薬を飲み続けてもらった人たちでは、薬を飲まなかった人たちに比べると、脳卒中の合併症が三十六パーセント減少した。

誠　すごく強引に先に進めましたね。論文の統計学的な批判的吟味なんか全部省略していいんですか？

斎藤　まあ、今日のところは時間の関係でね。あとで名郷先生の本、よく読んでおいてね。

愛　でも、脳卒中が約四割も減少するなんてすごいですね。中村さんは七十二歳だから、七十七歳までお薬を飲むと、脳卒中で寝たきりになるような心配がずいぶん減るということですね。これなら、中村さんにも自信をもってお薬を勧められますね。

誠　…何か話がうま過ぎるなぁ。先生のことだから、何か罠があるような気が…。

斎藤　二人とも僕に鍛えられて、ずいぶん疑い深くなったね。しかし、何事もじっくりと考えてみることは良いことだ。僕がさっき言ったこと以外に、このSHEP試験の結果について、何か知りたいことがあるかね？

誠　何人くらいの患者さんを対象にした研究なのですか？

斎藤　ここには四千七百三十六人と書いてあるね。もちろん、これは二重盲検、無作為割付試験（RCT）だから、約半数はお薬を飲み、もう半数はプラセボ（偽薬）を五年間飲んでもらったということだ。

誠　患者さんの数や、試験のデザインに問題は無いようですね。

愛　プラセボを飲んだ人のうちで、五年間で何人くらい脳卒中になったのですか？

斎藤　うーん。良い質問だ。この本にはパーセントでしか書いてないが、五年間で八・二パーセントだから、ざっと、十人に一人弱ということになるね。ちなみに、降圧薬を飲んだ人では、五・二パーセントが脳卒中を発症したから、こちらは約二十人に一人ということだ。

誠　やっぱり、明らかに効果がありますね。…あれ。愛さん、何を計算しているの…？

愛　…すごいことに気がつきました。五年間プラセボを飲まされた人でも、九一・八パーセントの人は、脳卒中にならないのですね！

誠　えっ！　でも降圧薬を飲んだ人は九四・八パーセントが…。あれ、何だかさっきより迫力が無いような気が…。

斎藤　そう。それを言い換えると、降圧薬を五年間毎日飲み続けても、二十人に一人は脳卒中になってしまい、薬を飲まなくとも、十人中九人は脳卒中にならないということだ。

誠　先生。ずるいですよ！　それじゃあ、単なる言葉のごまかしをしているように聞こえます！

愛　でも、研究の結果の説明としては、どこにもごまかしは無いわ。中村さん、これを聞いたらどう感じるかしら？

斎藤　さらに言うと、EBMには治療必要数（NNT）という重要な概念があり、これは、今回の例で言うと、一人の患者さんの脳卒中を予防するために、何人の患者さんを治療する必要があるか、ということなのだが、今回の例でのNNTは三十三だ。つまり、五年間毎日薬を三十三人に飲んでもらうと、一人の脳卒中が予防できる。言い換えると、三十二人は薬を飲んでも飲まなくとも変わらないということだ。ところで、三十三人が五年間薬を飲み続けると、医療費はいったいどのくらいになると思う？

誠　三十三人中三十二人の人は、薬を飲んでも飲まなくても結果としては同じだけれど、医療費は確実にかかるということですね。

愛　それに、五年間薬を飲めば、副作用だってゼロではないわ。

斎藤　そうそう。これで、ようやく、今回のエビデンスの全貌が分かったというわけだ。これを中村さんにどう説明するかが、医者の腕の見せどころだ。

＊

斎藤　君たちが中村さんだったら、どう感じると思う？

愛　私が中村さんだったら、「薬飲まなくとも七十七歳まで脳卒中にならない確率が九割もあるんだったら、薬は飲みたくない」と言うような気がするわ。

誠　僕の家系は、脳卒中で死んでいる人が多いから、確率が半分になるんだったら、副作用さえ無ければ薬を飲んでみようかな、と思うかも知れないな。でも保険制度が変わって、今より自己負担が増えるようだったら、また考えてしまうと思います。

斎藤　そうそう。そんなような色々なことを、ざっくばらんに中村さんと話し合うことになるだろうね。その中で、薬を飲む飲まないは、どちらを選択したとしても、それなりに意味はあるというものだ。こう考えてくると、EBMの実行というものを厳密に考えると、患者さんとの対話（ナラティブ・ベイスト・メディスン　NBM）がものすごく大切だということが分かるだろう。

誠　本当にそうですね。EBMというと、科学的な根拠を調べれば、自動的に方針が決まるんだと想像していましたが、そんな簡単なものではないですね。

愛　それで、また、斎藤先生お得意の「ナラエビ医療学」が必要だという話になるのですね。でも、名郷先生はどうおっしゃっているのですか？　まさか、斎藤先生のような、妙なことはおっしゃってないですよね。

斎藤　ああ。今回、話したことは、最初にも言ったように、僕のオリジナルではなくて、名郷先生のおっしゃっていることの受け売りだ。でも、この考え方は、僕の「ナラエビ医療学」と、とっても近いものだと思う。

誠　もう、どうぞご勝手に、という感じですね。

斎藤　まあ、今日は十分に説明し切れなかったけれど、これにこりずにまた遊びに来なさい。

誠・愛　はーい。ありがとうございました。この次までにお部屋をもう少し片づけておいてくださいね。

【文　献】
名郷直樹『続ＥＢＭ実践ワークブック――今、できる限りの医療を』南江堂、二〇〇二年

講座第三回　ナラティブってなあに？

梅雨明けも間近の富山大学キャンパスの、ある日の斎藤教授の研究室である。例によって学生の誠君と愛さんが遊びに来ている。

＊

誠・愛　先生、こんにちは。遊びに来ました。
斎藤　やあ、よく来たね。まあ座りたまえ、今、お茶でも…ゲホン、ゲホン…。
愛　先生。お風邪ですか？　だいぶ辛そうですね。大丈夫ですか？
斎藤　ゲホン、うーっ。ゲホン…大丈夫。ちょっと咳が出るだけだよ。たいしたことは無い。一週間前に台湾から帰って来たばかりだけど…。

誠・愛　…お邪魔しました！　御大事に！　さようなら！

斎藤　おいおい。冗談だよ。ここ一年は外国へは行っていないよ。ただの風邪だよ。

誠　あーっびっくりした。先生悪い冗談はやめてくださいよ。ＳＡＲＳ（新型肺炎）かと思ったじゃないですか。

愛　そうですよ。先生は老い先短いんですから、別に良いんですが、私たちは将来ある身なんですから、健康は大切にしなくっちゃ。

斎藤　…君たち、なかなか合理的な考え方をしているね(-_-;)。

誠・愛　はい。先生の教えを受けていますから（きっぱり！）。

＊

愛　あれ、先生、机の上の…新しい御本ですね。

誠　わー。どれどれ、見せてください。『ナラティブ・ベイスト・メディスンの実践』ですか。

愛　へー。かっこいい表紙ですね。

斎藤　かっこいいのは表紙だけかね？

愛　あれ、先生、めずらしく僻みっぽいですね？

誠　ところで、先生、今までエビデンスのお話は色々聞かせていただきましたけど、ナラティブの話って、ちゃんとは教わったことがありませんね。

愛　そう言えば、そうね。これじゃあ、ナラエビ医療学講座としては、片手落ちですね。

斎藤　そういうことなら、今日は初心に帰って、ナラティブとは何か？　という説明をしてあげようか？

誠・愛　はーい。ぜひお願いします。

斎藤　そうは言ったものの、ナラティブとは何かという問いに一言で答えるのは、なかなか難しいんだなぁ、これが。

誠　ナラティブって言葉自体があまり耳慣れませんものね。

斎藤　そうなんだ。日本語では「語り」「物語」「物語り」などと訳されているね。

愛　それぞれ、少しずつニュアンスが違いますね。

誠　そうだね。「語り」っていうと、実際に言葉で話すって感じですね。でも「物語」っていうと、本なんかに載っているストーリーという感じがしますね。

愛　私、トールキンの『指輪物語』、大好きです。あ、それからミヒャエル・エンデの『果てしない物語』も…。

誠　あっ。それ、知ってる、知ってる。「それはまた別の物語。またいつか、別のところで語ることにしよう」ってのが、よく出てくるやつね。

愛　もう。変なところばっかり覚えているんだから！

斎藤　まあまあ。…でも、今、誠君が言ったことは、ナラティブの特徴を良く表しているんだよ。

誠・愛　えっ。何のことですか？

斎藤　「それもまた一つの物語」というのが、ナラティブの特徴だということさ。

＊

斎藤　では、説明しよう。ナラティブを最も幅広く定義すると、「ある出来事の記述同士を何らかの意味のある連関でつなぎ合わせたもの、あるいはつなぎ合わせること」ということになる。

誠　先生！　それじゃあ何のことかさっぱり分かりませんよ。

愛　そうですよ！　先生！　普通の日本語使ってください。普通の日本語！

斎藤　はいはい。分かりましたよ。それじゃあ、例を挙げて説明しよう。昔々、あるところに、王様と王妃様が住んでいました。

誠　何か、もっともらしいですね。確かにそれは物語というか、お話って感じです。

斎藤　まあ、続けて聞きたまえ。ある時、王様がお亡くなりになりました。そして、まもなく王妃様もお亡くなりになりました。

愛　私、そういうお話って好きです。でも、それと医学とどういう関係があるんですか？

斎藤　まあ、そうあわてなさんなって。「王様の死」「王妃様の死」という二つの出来事の記述を、ばらばらに並べておいても、それは物語とは言わない。それを、時間経過という関係で結び付けると物語になる。

誠　なるほど。

斎藤　しかし、この二つの出来事を違うように結び付けることもできるんだ。例えば、君たちはどんなものを思いつくかな？

誠　「王様の死」と「王妃様の死」というのを使って物語を作ればいいんですね。

愛　はい。私、できました。「王様が亡くなりました。やっと自由を手にいれた王妃様は喜んで毎日遊び過ぎ、それが祟って亡くなりました」。

誠　わー。いくらなんでもそれじゃあブラック過ぎるよ。「王様が亡くなりました。そして悲しみのあまり王妃さまも亡くなりました」ってあたりが、無難な線だと思うけど。

斎藤　まあ、そんなところだね。ここで大切なことは、「王様の死」と「王妃様の死」というたった二つの出来事からでも、いくつもの物語ができるってことだね。じゃあ、今、挙げてもらった物語のうちで、どれが一番正しい物語だろうか？

誠　そんなこと、王様と王妃様に聞いてみなくちゃ分からないんじゃあないですか？

愛　…うーん。もしかしたら、王様と王妃様に聞いてみても食い違うかも知れませんね。

誠　そう言えば、そんなテーマの小説読んだことがあるような気がするけど…。

愛　分かった！　芥川龍之介の『羅生門』ね！

斎藤　二人とも、なかなかいい線行ってるね。でも今の話はちょっと違う。『羅生門』は黒澤明監督の映画の題名で、その原作になったのが、芥川竜之介の小説『藪の中』だ。結論から言うと、物語という出来事の連鎖を意味づけるやり方は一つではなく複数あり、そのような複数の意味づけを認めるのがナラティブの立場なのだよ。

誠　うーん、分かったような、分からないような…。

愛　それと、医療とどういう関係があるのですか？

斎藤　うーん。良い質問だ。それは、うーっ…ゴホン。ゴホン…。

愛　先生、大丈夫ですか？　やっぱりお風邪が治ってないのですね。

斎藤　…ゴホン…うーっ。愛さん、あなたは優しいね。ところで、僕はなんで風邪をひいたんだと思う？

愛　えっ。突然そう言われても…。第一そんなこと、本人に聞いてみなくちゃ分からないじゃあないですか。

斎藤　…本人はここにいるよ。じゃあ、これから医療面接の実習だ。僕が患者になったつもりで答えるから、医師になったつもりで質問してごらん。

誠　分かりました。僕、今医療面接の実習が終わったばかりですから、やってみます。

＊

誠（医師役）　はじめまして、斎藤さんですね。今日、診察を担当します奈良林です。よろしくお願いします。今日はどうされましたか？

斎藤（患者役）　咳がとまらなくて困っています。

誠（医師役）　咳が続いているんですね。よろしければ、いつ頃から始まって、どうなってきたか、順を追って話していただけませんか？

＊

愛　わあっ。誠君、すごーい。なりきってる…。

誠　横から茶々いれるんじゃないよ。調子が狂っちゃうじゃあないか…。

＊

斎藤（患者役）　三日前から、寒気がして、最初、鼻水が出て喉が痛いなぁと思っていたのですが、その晩、熱を計ったら三十八度ありました。

誠（医師役）　そうですか。それからどうなりましたか？

斎藤（患者役）　たまたま家にあった風邪薬を飲んで、その晩は寝ました。夜中に汗をかいて、翌日の朝は三十六度に下がっていましたが、だるかったのと、その日は運良く日曜だったので、そのままごろごろしていましたら、夕方にはだいぶ気分が良くなりました。

誠（医師役）　夕方にはだいぶ楽になったということですね。

斎藤（患者役）　そうです。で、昨日は仕事に出たのですが、身体のだるさはだいぶ良くなったのですが、こんどは咳が出るようになってきました。

誠（医師役）　なるほど。

斎藤（患者役）　最初は空咳だったのですが、今日あたりは、少し痰が絡むような感じです。

誠（医師役）　ちょっとまとめますと、三日前から、最初、鼻水と喉の痛みがあって、その夜から三十八度の発熱があって、翌日はだるかったけれど、だんだん良くなってきて、昨日からは仕事に戻ったけれど、今度は咳が出て止まらなくて困っている。こんなところでしょうか？

斎藤（患者役）　はい。そのとおりです。

＊

愛　パチパチパチ…。誠君、すごーい。完璧！

誠　斎藤先生からしっかり指導を受けているからね。

斎藤　ちょっと、患者役から抜けるよ…。今のように聞いていくと、患者さんが体験した「病いの語り」を聞き出して、確認することができる。今の話は、いつから始まって時間の流れとともにどのような出来事が体験されたかが、一つのまとまった物語になっているのが分かるだろう。

愛　でも、今のお話って単純ですよね。これなら普通の病歴と変わり無いように思いますけど…。患者さんの物語というと、もっと違うものを連想しますけど。

斎藤　物語というと、特殊なものを想像するようだけれど、もちろん、特殊な物語もある。でも今のような、比較的シンプルな病いの体験でも、患者さんの物語として丸ごと聴き取られることは、医療現場ではあまり無いんだよ。今日は時間が無いので、悪い方の例を示すことはできないが、医師の方が医学的な観点から次々と質問ばかりすると、患者さんの物語が分断されてしまう。

愛　そう言えば、病歴（history）って、まさに歴史なんですね。歴史は時間の流れに沿って語られるものですね。

誠　それに、historyという言葉の中には、story（物語）という言葉が隠れていますね。あっ。これは斎藤先生の授業の受け売りだった。

斎藤　そうそう。今の面接で語られた物語（ナラティブ）は、さっきの例で言えば、「王様が死にました。そしてその後まもなく王妃様も亡くなりました」という例に近い。すなわち、時間の経過に沿った語りだ。これをストーリーと呼ぶ、とある人は言っている。

愛　他にも物語ってあるのですか？　あれ、さっきの、何で風邪をひいたのかって話はまだ全然語られていませんね。

斎藤　そうそう。良く気がついたね。それじゃあ、誠君、医療面接をもう少し続けてみようか。

誠　はい。

＊

誠（医師役）　えーっと。今回の具合の悪さについて、ご自分ではどう感じておられますか？

斎藤（患者役）　えっ。ただの風邪だと思ってますけど。

誠（医師役）　そうですね。何かこれがきっかけだったかなぁ、というような心あたりありますか？

斎藤（患者役）　最近締め切りを過ぎた仕事がたまっていて、かなり無理していたんですけどね。四日前にほとんど徹夜してようやく仕上げたんですよ。それでちょっとホッとして気が抜けました。それで、明け方にビール飲んで寝たのですが、布団を蹴飛ばしていたらしくて、目が覚めてみたら寒かったのを覚えています。そのせいですかね？

誠（医師役）　なるほど。周りに風邪をひいているような方はいませんか？

斎藤（患者役）　そう言えば、職場の同僚が、二週間くらい風邪が治らないって言ってましたね。うつったのかな？

誠（医師役）　そうかも知れませんね。

＊

斎藤　はい。ここまでにしよう。愛さん、聞いていてどう思った？
愛　何だかさっきまでとは流れが違いますね。結局何が原因なのか、今一つ、はっきりしませんね。
斎藤　そうだね。しかし、そもそも風邪の原因って何なんだろう。
誠　ウイルス感染だと思いますけど。

斎藤　まあ、そうだね。しかし、ナラティブの考え方から言うと、それは、医学的な視点からの一つの説明物語に過ぎないと考える。この患者さんは、仕事で疲れたせい、身体が冷えたせい、緊張感が抜けたせいなど、複数の説明物語を提案しているのに気がついたかい。

愛　そう言えばそうですね。でも誠君は、感染症という説明物語を採用していたというわけですね。でもどう考えたって、風邪はウイルス感染症ですよね。

誠　だから、僕は周りの人のことを聞いたんです。

斎藤　ところが、インフルエンザは明らかに他人からうつるものだが、一般の風邪は、外からの感染ではなく、元々、常在していたウイルスが、免疫状態の変化などによって暴れ出すために起こるという説もあるのだよ。

愛　えーっ。そうなんですか？　じゃあ、この患者さんや、昔の人の言うことの方が正しい物語だったという可能性もあるんですね。

誠　そう言えば、うちのおじいちゃんは、「風邪なんか、根性があれば絶対にひかん」なんて言ってたなぁ。でも一年にいっぺんは必ずひいてたけどね。

斎藤　そうそう。だから、一つの病気を説明する物語は複数あるのさ。ナラティブの考え方では、そのうちのどれか一つだけが正しいと考えるのではなく、この場合、どの物語を採用するのが最も役に立つのか？　と考える。因果論的な説明のためのこういう場合の物語は、プロット（筋書き）と呼ばれ、これもナラティブの一種なのさ。クラインマンという人は、このような、患者さんが自分の病気を説明するためのナラティブを、説明モデル（explanatory model　または解釈モデル）と呼んでいる。

誠　ナラティブにも色々あって、それぞれの物語が、「それもまた一つの物語」なのですね。
愛　でも、お医者さんと患者さんの物語がくい違っている時は、どうすれば良いのですか？
斎藤　それはとても良い質問だ。それを何とかする方法論がナラティブ・ベイスト・メディスン（NBM）なのさ。でも、今日は時間が来たのでここまで。続きはまた、今度ね。
誠・愛　はーい。それじゃあ、また、よろしくお願いします。

【文　献】
斎藤清二、岸本寛史『ナラティブ・ベイスト・メディスンの実践』金剛出版、二〇〇三年

講座第四回　患者さんはなぜ安心できないのか？

富山大学の斎藤教授の研究室である。外は雪。何でもう冬になってしまったのか？　ドアが開いて、学生たちが入ってくる。

＊

誠・愛　こんにちは。先生、お久しぶりです。

斎藤　やあ、良く来たね。ほんとに久しぶりだね。前回は梅雨の頃だったから、半年ぶりくらいだね。

愛　このシリーズって、四ヶ月おきくらいに新しいのが出るんでしょう。何でこんなに間があいたのかしら？

誠　そうですね。僕らはいつでもお相手できたんですけど。もしかして、先生がサボっていただけなんじゃないですか？

愛　あーら、そんな言い方したら失礼だわ。きっと、お忙しかったのよ。確かに先生はいつも暇そうに見えるけど、まさかサボってただけなんてことはないわよ…。

斎藤　…(-_-;)…えっへん…。ところで君たち、医療面接の勉強は続けているかね？

誠・愛　はい。今、臨床実習中ですから、日々精進中です！

斎藤　ほう。それは結構だねぇ。どうだい、実習中に何か困ったこととかあれば、相談に乗ろうじゃないか。

誠　そうですねぇ。僕、特に困ったことないなぁ。

愛　あーら。自信満々ねぇ。…先生、私ちょっと困ったことがあるんですけど…。

斎藤　ほう。どんなことかな。

*

愛　この間、病棟実習中に、患者さんから、「あなた、医学生さんでしょう。ちょっと教えてよ」って、声をかけられたんです。

斎藤　なるほど。ありそうなことだね。

誠　何を聞かれたの？

愛　その患者さんは、ある慢性疾患で入院中だったんですが、最近お薬が変わって、その薬に副作用が無いかどうかが心配だって言うんです。

誠　あっ。そういうのって僕も経験あるよ。でも、僕たち、学生で経験も知識も無いから、答えるわけにはいかないよね。

愛　そうなんです。私もその時は「すみません。まだ勉強中なんで分かりません」って答えて勘弁してもらったんです。でも、将来はそんなことばかり言ってられないですよね。それに、たとえ卒業してからでも、本当にちゃんと説明できるようになるかどうか、不安になったんです。

誠　こちらが不安になってちゃしょうがないよ。安心させてほしいのは、患者さんの方だろう！

愛　あーら、そんなこと言うなら、誠君、手本見せてみてよ！

斎藤　よーし！　こういう時こそ、ロールプレイだ！　さっそくやってみよう。愛さん、患者さんの役をやってね。誠君、君は医師の役だ！

誠　えっ。学生の役じゃあないんですか？

斎藤　まあ、今回の目的は、患者さんに安心してもらえるような面接はどうやったらできるか、ということだからね。自信たっぷりの誠君ならできないことはないだろう。じゃあ愛さん。こんなシナリオで演じてみてね。ごにょごにょ…。

愛　はい。分かりました！

誠　何か、そっちばっかり盛り上がってるなぁ。分かりました。やりますよ！

斎藤　それじゃあ、始めよう！

＊

愛　（患者役）　先生。このお薬って副作用は無いのでしょうか？

誠　（医師役）　副作用ですか？　このお薬は全世界で使われている安全な薬です。心配はありません。

大丈夫です。

愛（患者役）…そうなんですか…でも絶対に大丈夫なんですか？

誠（医師役）…世の中に絶対ということはありません。

愛（患者役）それじゃあ、やっぱり副作用は有るんですね。

誠（医師役）…もちろん、どんな薬でもまれに副作用は有ります。しかし、まれにしか有りませんから、心配なさることはありません。

愛（患者役）…でも先生、根拠も無いのに、ただ大丈夫と言われても納得できません…。

誠（医師役）…。

＊

斎藤　はい、そこまで！　愛さん、感想は？

愛　全然納得できませーん！　とっても不満でーす！

誠　うーん。確かに僕が患者さんでもそう思うような気がするなぁ。

斎藤　どこかがまずかったんだと思う？

誠　「大丈夫」と言うだけで、実際にどんな副作用が有るのか、十分説明しなかったのがいけなかったと思います。

斎藤　良いところに気づいているね。患者さんを安心させるための働きかけを「保証」と言うんだけどね。ようするに、「大丈夫」だとか、「安心してください」とか伝えることだ。「保証」ってのは、あんまり効果が無いことが多いんだよ。ただやみくもに患者さんに「保証」を与えても、患者さんは安心できるとは限らないということだね。

誠　それじゃあ、もう一度やらせてください。今度はできるだけちゃんと説明してみます。

＊

愛（患者役）先生。このお薬って副作用は無いのでしょうか？

誠（医師役）副作用ですか？　どのような薬でも副作用は少しは有ります。

愛（患者役）この薬の場合は、どんなものがあるんですか？

誠（医師役）肝臓の働きが悪くなることがあります。それと白血球が減ることがあります。

愛（患者役）そうなると、どうなるんですか？

誠（医師役）副作用が出たら、薬をやめれば回復します。

愛（患者役）でも、回復しないこともあるんでしょう？

誠（医師役）まれですが、あります。

愛（患者役）回復しないとどうなるんですか？

誠（医師役）命にかかわることもあります。

愛（患者役）えーっ。そんな怖い副作用が有るんですか？

誠（医師役）あくまでも、まれにということですから、そんなに心配しなくとも大丈夫ですよ。

愛（患者役）…まれにって言ったって、もし万一私に実際に起こったらどうしてくれるんですか…。

誠（医師役）…。

＊

斎藤　はい。そこまで！　愛さん、感想をどうぞ。

愛　説明してくれているのは分かるんですが、全然安心できません！　余計、不安になっちゃいました！

誠　うーん。説明すればするほど、墓穴を掘っているという感じですね。かえって説明なんかしない方が良いのかなぁ？

愛　あーら。それじゃ、またさっきの、「問答無用で大丈夫」へ戻っちゃうじゃないの。

誠　それもそうだね。うーん。自信、無くなってきたなぁ。

斎藤　自信を無くす必要は無いよ。そもそも、医療現場で患者さんを安心させるってことは、誰にとっても難しいんだ。医療機関を訪れる患者さんは、それぞれの問題と一緒に不安を抱えてやって来る。そもそも医療というのは不確実なものなのだし、問題が解決していないのに、ただ安心だけさせれば良いってものでもない。ある程度の不安を抱えながら患者さんとつき合っていくという姿勢が大切なんじゃないかなぁ。

誠　そう言っていただけると、少し気が楽になりますね。

愛　でも、さっきからのやりとりだと、患者さんの元々の不安が軽くなるどころか、益々強くなってくるように感じたわ。少なくとも、医療機関で、患者さんに不安を上乗せするようなことは、してはいけないんじゃないかしら。

斎藤　そうそう。愛さん、良いことを言うねぇ。

誠　でも、それじゃ、どうしたら良いんだろう。

愛　ちょっと思いついたんですけど、さっきから、誠君は私の言うことをほとんど聞いてくれずに、すぐに「大丈夫です」って保証したり、副作用の説明を始めたりしましたよね。何だか私、何を言われても満足できないような気がしたんです。もうちょっと、最初に患者さんの話を聞いてあげたらどうかしらって、思ったんですけど。

誠　なるほど、確かに、「早く患者さんを安心させてあげたい」って思って、焦り過ぎたかも知れません。

斎藤　うーん。素晴らしい。素晴らしい気づきだ！

誠・愛　いやだなぁ。また斎藤先生得意の「誉め殺し」が始まったみたいですね。

斎藤　まあ、そう言いなさんなって。それでは、今度は、僕が医師役をしてみよう。決してお手本というわけではないんだが、今、君たちが気づいた、「説明や保証の前に、まずできるだけ話を聴く」ということに注意しながらやってみよう。それでは、愛さん、もう一度、患者役をやってください。

愛　はい。

＊

愛（患者役）　先生。このお薬って副作用は無いのでしょうか？

斎藤（医師役）　このお薬に副作用が有るかどうか、心配なんですね。

愛（患者役）　そうなんです。どんな薬でも副作用が有るって聞いたので怖いんです。

斎藤（医師役）　そうですね。確かに副作用が全く無いという薬は無いので、そう考えられるのは無理も無いと思います。よろしければ、どういうことが心配なのか、もう少し詳しく話してくれませんかか？

愛（患者役）　はい。知り合いで私と同じような病気で薬を飲んでいた人がいたのですが、何でも、お薬が肝臓にさわったとかで、入院するはめになったと聞いています。そういうことって、この薬でもあるのでしょうか？

斎藤（医師役）　なるほど、そんなことがあったのですか。そんなことを聞いたら誰だって心配になりますよね。

愛（患者役）　はい。お薬はきちんと飲まなければいけないとは思っているのですが、そんなことを考えると怖くなってしまいます。

斎藤（医師役）　お薬をきちんと飲もうという気持ちと、副作用が怖いという気持ちと両方あって、すっきりしないというわけですね。

愛（患者役）　はい。そのとおりです。

斎藤（医師役）　それでは、その点について説明致します。この薬が肝臓にさわる可能性は確かにゼロではありませんが、確率はとても低く、百人に一人以下です。もし万一そういうことがあっても、お薬をやめるか切り替えれば元に戻ります。念のために、そういうことが無いかどうかのチェックとして、飲み始めてから一ヶ月後に血液の検査をさせていただきます。もしそれで異常がなければ、その後は半年に一度くらいのチェックで十分です。

愛（患者役）　そうですか。説明していただいて、だいぶ気が楽になりました。

斎藤（医師役）　今の説明で分からない点とか、ほかに心配なこととかありませんか？

愛（患者役）　いえ。今日のところは特にありません。

斎藤（医師役）　そうですか。今後も心配な点があったら、遠慮なくいつでも聞いてください。また、ご説明いたします。

愛（患者役）　ありがとうございます。今後とも、よろしくお願いします。

＊

誠　何か、うまくでき過ぎているような気もしますが、お見事でした！

斎藤　まあ、こんな時くらい、少しは良い格好させてもらわないとね。愛さん、感想をどうぞ。

愛　そうですね。やっぱり、最初の方で、私の気持ちをきちんと受け止めてもらったという感触があったので、ずいぶん気持ちが楽になりました。だから、その後の説明もスーッと気持ちの中に入ってきましたね。

誠　僕の時と比べると、愛さんが、「そうです」とか「そのとおりです」とかいう言葉を使うことが多かったですね。僕との時は、「でも、でも」とか、ばかり言っていたのに。

愛　そう言われてみればそうね。自分では会話の最中は気がつかなかったわ。

斎藤　君たち、本当に良い点に気づいているね。今の面接の中には、医療面接のテクニック（技法）をふんだんに取り入れていたのだけれど、詳しく説明すると時間がかかるから、勉強したい人は、僕の書いた本を読んでね。

誠　また本の宣伝ですか？

愛　先生！　いくらなんでも、それじゃあ不親切過ぎますよ！　患者さんに安心してもらえるような面接のコツって、一言でまとめるとどうなるんですか？

斎藤　…うーん。「一言でまとめると」か。なかなか鋭いところを突いてくるね…。

誠　おいおい。そんな聞き方をしたら、先生に失礼だよ。先生がそんなしゃれた答えできるわけないじゃあないか！

斎藤　…(-_-;)…僕のオリジナルではないんだけどね。一言でまとめようと思えば、まとめられないこともないよ…。

愛　いやですねぇ、先生！　先生にオリジナリティなんて最初から期待していないって、いつも言ってるじゃあないですか。

誠　そうですよ、先生！　僕たちの役に立ちさえすればいいんですから、堅苦しく考えないでいいんですよ！

斎藤　…(-_-;)…えっへん…。神田橋條治という有名な先生がおっしゃっているのだが、面接のコツは一言で言えば、「抱えてから揺すぶる」ということに尽きる。

誠・愛　「抱えてから揺すぶる」ですか！　どういうことですか？

斎藤　そうだね。説明するとかえって回りくどくなるのだが、どのような面接もそれが効果をあげるためには、まず「抱える」ことが必要だということ。つまり、「抱える」ということは、「信頼関係を作る」ということだ。赤ちゃんをあやす時のことをイメージしてみるといい。しっかり抱えなければ、赤ちゃんは安心することはできないだろう。

愛　確かにそうですね。しっかり抱えないままで、赤ちゃんを揺すぶるとたいへんなことになりますね！

斎藤　そのとおり。面接技法としての「保証を与えること」や「説明をすること」は、患者の気分や行動を変えようとすることだから、「揺すぶること」に相当する。「揺すぶり」が安全に効果を発揮するためには、患者さんが十分に「抱えられている」必要がある。

愛　そうか！　患者さんの話を丁寧に聴いて信頼関係を作ることが、「抱えること」になるのですね！

誠　なるほど！　僕の面接がうまくいかなかったのは、患者さんの話を十分に聴かずに、いきなり保証したり、説明してしまったからで、要するに、抱えないうちに揺すぶってしまったからなんですね。

愛　この順序は逆にはできないのですね。考えてみれば、信頼できない人から何を言われても、安心なんかできませんよね。

斎藤　そのとおりだよ。君たちは飲み込みが早いね。もう少し、別の説明のしかたをすると、これは、「コンテクスト」と「コンテント」の関係ということでも説明できる。

誠　何ですかそれ？　コン・コンって、まるで狐が泣いているみたいですね。

愛　ちょっと、恥ずかしいこと言わないでよ。「コンテクスト」というのは文脈とか背景という意味で、「コンテント」は実際の言葉が指し示す内容のことですよね。言語学の授業で習わなかったの？

誠　えっ、えっ。えーっ？　うちの学科の授業に、言語学なんてあったっけ？

斎藤　まあ、まあ。それはさておき、コンテント（テクスト＝言葉の内容）は、コンテクスト（文脈）無しには意味を持ち得ない、ということは、コミュニケーション理論を考える時には、必ず理解しておいてほしいことだね。

愛　さっきまでの例に当てはめると、「信頼関係」というコンテクスト無しには、いくら「保証」や「説明」というコンテントを患者さんに伝えても、安心感をもたらすことはできないということですね。

斎藤　そのとおりだよ！　何であなたはそんなによく分かるの？　多くの人は、患者さんを安心させられないのは、説明の言葉そのものが悪いからだろうと考えて、コンテント（説明の言葉の内容）を一生懸命考えるのだけれど、もちろん、それも悪いことではないが、「抱えてから揺すぶる」という面接構造の基本原則を身につけておかない限り、努力の割に効果は上がらないだろうね。

誠　…一つ疑問に感じていることがあるのですが。

斎藤　何だね。何でも答えるよ。どうぞ。

誠　あんまり大きな声では言えないのですが、この原則って、もしかすると、医者だけではなくて、詐欺師なんかも使ってないですか？

愛　あっ。そうだ！　そう言えば、斎藤先生も…。

斎藤　…えーっと。今日はこのくらいにしようね。それじゃあ、次回はあまり間をおかずに出すことにしたいので、またよろしくね！

誠・愛　はーい。また、よろしくお願いしまーす。

【文　献】

斎藤清二『はじめての医療面接——コミュニケーション技法とその学び方』医学書院、二〇〇〇年
神田橋條治『精神療法面接のコツ』岩崎学術出版社、一九九〇年

講座第五回　おなかが弱いとはどういうことか?

富山大学の斎藤教授の研究室である。外は暖かい日差しで、桜のつぼみもふくらんでいる。

＊

誠・愛　こんにちは。先生、おじゃまします。

斎藤　やあ、良く来たね。だいぶ暖かくなったね。もうすぐ桜も咲くんじゃないかな。

愛　保健管理センターの正面玄関前にも桜の樹があるのですね。お花見ができそうですね。

誠　花見の季節には、あの辺で夜桜見物なんかもいいんじゃないですか。

斎藤　それはいいんだけど、新入生歓迎コンパの季節には、「イッキ！　イッキ！」なんて声が聞こえてくるので、どうも僕は気が気じゃなくなる。

誠　そうですね。イッキ飲みは、とっても危険ですね。下級生のうちはそれが分からないからなぁ。

斎藤　さすが、誠君、よく分かっているじゃあないか。この場で、僕はあんまりお説教めいたことは言いたくないのだが、イッキ飲みによる急性アルコール中毒で、毎年、日本のどこかで大学生が何人も死んでいるんだ。これだけは知っておいてほしいね。

愛　お酒は、一人ひとりのペースで楽しく飲まないといけませんね。あっ、それと飲みたくない人、飲めない人には絶対に無理に勧めてはいけないですよね。

斎藤　そうそう。日本人には、体質的にアルコールを受け付けないタイプの人が多く、そういう人が無理に飲まされると、とても危険だ。ウーロン茶でも十分楽しくやれるんだから、アルコールは絶対に無理強いしてはいけない。無理に飲ませる行為は、アルコール・ハラスメントという、犯罪行為であることを銘記しないといけない。

愛　確かに、斎藤先生は、ウーロン茶でも、お酒を飲んでいる時でもあんまり変わらないですね。

誠　そうですね。斎藤先生のお話って、いつも酔っぱらっているみたいだからなぁ。

斎藤　…(-_-;)…。ところで愛さん、最近体調を崩していたとか聞いたけど、だいじょうぶなの？

＊

愛　あっ。ええ、ありがとうございます。最近はだいぶ良くなったのですが、ちょっと、期末試験の間中、おなかの調子が悪くって。

斎藤　そうだったの。それはたいへんだったね。良かったら差し支えない範囲で、どんな具合だったのか教えてくれる？

誠　あっ。先生、医療面接してますね。

愛　ちょっと、茶化さないでよ。ちょうど良い機会ですから聞いてください。私、子供の頃から、おなかが弱くて、何かちょっとしたことがあると、すぐに下痢をしたり、おなかが痛くなったりするんです。最近は、期末試験の前くらいから、おなかがしょっちゅう痛くて、しばらく我慢していたんですが、ついに我慢できなくなって病院へ行きました。

誠　へー。たいへんだったんだね。それで病院ではどう言われたの？

愛　それが、よせば良いのに、大学病院へ行ったものですから、「念のため」とか言われて、内視鏡検査を受けるはめになっちゃって…。

誠　えっ。胃カメラ受けたの！　あれって苦しいよね！

愛　ええ！　死ぬかと思ったわ！

誠　そうだろうね。それで診断は？

愛　それが、内視鏡では何にも異常が無いって言われて、血液検査でも、便の検査でも異常が無いから、心配無いって言われて、薬だけもらったの。

誠　薬は効いた？

愛　うーん。あんまり効いた気はしないけど、試験が終わった頃から、だんだん良くなってきて、今はたいしたことはありません。

斎藤　そうか。とりあえず、良くなって良かったね。ところで、愛さんの病気はいったい何だったんだろうね。今の話を聞いただけで、だいたいのところは想像できるね。誠君、ちょっと説明してみてくれるかな？

＊

誠　え。えーっ。僕が説明するんですか？　僕はまだ学生ですよ！

斎藤　まあ、そう言わずに。思いつくことを言ってみたまえ。僕がちゃんとフォローしてあげるから。

誠　そうですか。それじゃあ、まず大学病院で、内視鏡検査、血液検査、便の検査を受けたけど、それでは診断は分からなかったということですよね。だから、愛さんのおなかの痛みの原因は不明ってことですね。

斎藤　やっぱり、検査の結果から先に来たか。まあ、現代の医学教育を受けている君たちには、無理も無いけどね。

愛　えーっ。それじゃあ、病気を見落とされているってこと？　そんなこと言われたらとっても不安になるわ。

斎藤　では、こう言い換えてみたらどうだろう。「幾つかの検査で、異常が見つからなかったということは、重大な病気である可能性は非常に低いと言える」。

愛　そう言ってもらうと、ずいぶん安心できますね。

誠　なるほど、幾つかの検査で異常がなかったという事実は同じでも、それを「検査の結果、原因は不明です」と言うのと、「検査の結果、重大な病気の可能性は非常に低いということが分かりました」と言うのとでは、天と地ほどの差がありますね。でもこれって、言葉でごまかしているってことになりませんか？

斎藤　これをごまかしと考えるかどうかは、視点の違いによるね。こういうのは、難しく言うと、データの解釈の相違ということになる。どのようなデータも、それを有効に使うためには、何らかの解釈をしなければならない。絶対的な事実が一つだけある、と考えるのではなく、事実をどのように解釈するかによって複数の意味づけが可能であることを認め、その場で最も有効な解釈を採用する、というのが、ナラティブ・ベイスト・メディスンの基本姿勢だと言えるだろうね。

愛　とにかく、私としては、あとの解釈の方が、とってもありがたいですね。

斎藤　まあ、それほど嘘を言っているわけでもないと思うよ。愛さんのような、若くて普段は健康な人で、時々おなかの調子の悪くなるというエピソードが今までにもあり、基本的な検査で異常がなければ、重大な病気である可能性はとても低いからね。ここで言う、重大な病気というのは、専門用語で言うと「器質的疾患」という意味なんだけどね。この説明は長くなるから省略する。

＊

誠　でも、それじゃあ、まだ愛さんの診断はついていませんよね。

愛　今までの話だけで、私の病気の診断はつくのですか？

斎藤　うーん。それは、「診断」というものをどう考えるかによるね。それと、そもそも「病気とは何か？」ってこともね。

誠　何か、先生の話を聞いていると、どんどん答えが遠くなるような気がしますね。

斎藤　確かにそうだが、何でも基本に立ち返って考えてみるということは必要だよ。それじゃあ、とりあえずこういうことにしてみようか。さっきも言ったように、愛さんのように、普段は健康で、時々おなかの調子が悪くなり、基本的な検査で異常が無い、という人が、仮に病気だとして、その診断名を「X」としてみよう。さて、Xを持っている人って、どのくらいいるんだろう？

誠　そんなことって研究されているのですか？

斎藤　ちょっとおおざっぱな言い方をしているから、不正確な部分もあるけれど、このような臨床疫学的研究は多数行われており、その結果はほぼ一致している。難しく言うと、症状クライテリアを用いた、一般集団における有病率の研究ということだ。例えば、ある都市の住民から無作為抽出で数千人の人を選び、かたっぱしから電話をかけて調べる、というような大規模な研究だ。

愛　ちゃんとした臨床疫学的研究の結果って、エビデンスと呼んで良いのでしょう？

斎藤　そのとおりだ。さすがナラエビ医療学を学んでいるだけあるね。それでは、愛さんのような人、言い換えれば、Xという病気の人は、いったい人口の何パーセントくらいいると思う？

愛　うーん、めちゃくちゃ珍しいというほどではないように思いますが、百人に一人くらいですか？

斎藤　残念でした。百人に約二十人、つまり五人に一人くらいの割合で、こういう人はいるんだ。これは色々異なる国での調査でもほぼ一致している。

＊

誠　えーっ。五人に一人ですか！　それじゃあ、日本全国には二千万人もいることになりますよ！日本中の病院は、X病の人で満員になっちゃいますよ！

愛　そんなにいるんだったら、そもそもそれって病気って言えるのかって疑問が出てきますね。なるほど。だから先生は、「病気とは何か？」という問題から考えなければならない、とおっしゃったのですね。

斎藤　そのとおりだよ。それとさっきの誠君の心配だけどね。大丈夫なんだよ。なぜならば、X病の人が全て病院へ行くわけではなく、おそらく治療を求めて病院を訪れる人は、十分の一にも満たないと言われている。

愛　確かに私だって、どうしてもひどい時以外は病院なんか行かないわ。自分はおなかが弱いんだから、こんなものだと思って普段は過ごしているわ。

誠　なるほど、そうすると、慢性におなかの弱い人は、人口の五分の一もいて、その人たちは、何かあるたびにおなかの調子が悪くなるけど、病院へ行って「患者」として扱われる人は、その中のごく一部だということなのですね。

斎藤　そうそう、そのとおりだよ。これで、だいぶすっきりしただろう。ところで、この診断名Xの人たちだけれど、この人たちの寿命は平均寿命と全く差がなく、長期間経過を見ていても、他の疾患を併発する確率は一般の人と同じだということが分かっている。つまり、命に別状は無いってことだね。

誠　ということは、この診断名Xって、そもそも病気ではなくて、ほっといても良いってことじゃあないですか？

愛　ちょっと待ってよ。それじゃあ、私のおなかの痛みは、まるでたいしたことないみたいな言い方じゃあないの。実際に調子が悪い時って、とっても痛くて苦しいのよ。それが試験の前の一番勉強しなければならない時に起こるんだから、本当に辛いわ！

誠　ごめん、ごめん。そんなつもりで言ったんじゃあないんだ。

＊

斎藤　今の問題はとても重要なんだよ。生命に別状の無い状態だからといって、本人が苦しくないわけではない。医療人類学で用いられる用語では、医師の観点から見て客観的に認められるような病気を「疾患（disease）」と呼び、患者さんの体験としての病気の苦しみを「病い（illness）」と呼ぶ。診断名Xは「疾患」と呼べるかどうかは難しい問題だが、少なくとも「病い」としては間違いなく存在している。

愛　そうですよね。おなかの調子が悪くて辛い時に、「気のせい」とか、「精神的なもの」とか言われると、本当に辛いですね。正直言って落ち込んでしまいます。

斎藤　愛さんの言うとおりだ。具合が悪い時の患者さんの多くは、この問題に悩まされている。つまり、「自分の苦しみを他人に理解してもらえない苦しみ」だ。こういう状況では、いわゆる「心身相関的悪循環」が生じて、苦しみは二倍にも三倍にもなってしまう。

誠　「心身相関的悪循環」って何ですか？

斎藤　まあ、一言で言うと、「身体の調子が悪いと気分が滅入る」「気分が滅入ると身体の調子が益々悪くなる」というやつだね。

愛　そうそう！　そうです。そのとおりです！　辛い時にはまさしくそうなってます。

誠　なるほど、これは確かに悪循環ですね。

斎藤　僕の印象では、診断名Xの人が、病院を訪れて助けを求めざるを得なくなる時には、多くの場合、こういう悪循環にはまっている時だと思うね。そうすると、治療の目標は何か原因を探すことではなくて、悪循環を緩和するということになるんだが、このへんについては、長くなるので、説明はまた、この次にしよう。

＊

愛　ところで、診断名Xって、本当のところ、何という病名になるのですか？

斎藤　まあ、現在最も多く用いられている呼び方は「機能性胃腸障害（functional gastro-intestinal disorders）」というやつだろうね。「過敏性腸症候群」なんて言われている状態はこの一種だ。ただし、さっきも言った理由で、この病態を「疾患（disease）」と呼ぶことには、僕としてはちょっと抵抗がある。それと、機能的という言葉にも問題がある。必ずしも胃腸の機能の問題としてだけでは説明できないという面があるんだ。はっきり言えることは、器質的（organic）な疾患ではないってことだね。

誠　先生は、どんな言葉にもクレームをつけますね。

斎藤　まあ、言葉の意味の正当性に敏感であることも大事だからね。僕は、このような病態に、「持続性非器質性消化器障害（persistent non-organic digestive disorders　PN―ODD）」という名前を付けることを提唱した論文を書いたことがある。

愛　ダッサーい！　先生！　命名のセンス無いですね！

誠　それで、その名前って、普及したのですか？

斎藤　…(;_;)…いや…誰一人使ってくれなかった…。

誠・愛　…やっぱり…('_';)…先生気を落とさないでくださいね。私たちが将来、偉くなったら、私たちだけは、先生の考案した名前を使ってあげますからね。

斎藤　…ありがとう、ありがとう。それじゃあ、今回はちょっと短いけど、また次回、足りないところは説明するからね、今日はこのくらいにしよう。

誠・愛　はーい。また、よろしくお願いしまーす。

講座第六回　ストレスについて考える

富山大学の斎藤教授の研究室である。富山大学名物のケヤキとイチョウの並木もすっかり落葉して、冬景色である。遠くに白銀の立山連峰がまぶしくそびえている。

＊

誠・愛　こんにちは。先生、おじゃまします。
斎藤　やあ、こんにちは。十二月だというのに暖かいね。
愛　そうか、もう師走ですね。一年って本当に早いですね。
誠　あーあ、今年も何だか、あっという間だったなぁ。
斎藤　君たちのような若い人でもそう感じるのかね…。まあ物理的時間と心理的時間は違うし、しょせん時間も空間も根拠の原理に基づく表象に過ぎないし…ぶつぶつ…。

誠　先生！　大丈夫ですか？　ご病気が悪化しているんじゃないですか？

愛　そうですよ、大学教官って、周りから見ると本当に何にもしていないように見えますけど、本当は結構ストレスフルな職業なんだって、どなたかが言ってました。先生もストレスたまっておられるんじゃないですか？

斎藤　うーん。なるほど、ストレスか。うん…それは気がつかなかった。そうだ、ちょっと思い出したんだけど、この間、愛さん、身体の調子崩したって言ってたけど、最近はどう？

愛　ああ、第五回の講座の時の話ですね。ありがとうございます。おかげさまでその後は調子良いです。

誠　それは良かったね。あ、そう言えば斎藤先生、何か「時間が無いからまたこの次…」って話しておられませんでしたっけ。えーっと、何だったかなぁ。あ、そうそう、「心身相関的悪循環」の話でしたね。今、気がついたんだけど、先生は、「またこの次」っておっしゃっても、それっきりというのが多いですね。

斎藤　ああ、それはね、「オープンエンデッドな教育法」って言うんだよ。つまり、最後まで教えるのではなくて、わざと結論を与えないことによって、学習者に自分で考えさせるという教育法だ。

誠　…何か、単に忘れているだけというような気がしますけど。

愛　あーら、誠君、そんなこと言っちゃあ失礼よ。斎藤先生はまだそんなにぼけてはおられないわ。要するに単に面倒くさいだけよ。

斎藤　…(ー_ー;)…。それじゃあ、今回は僕には珍しいことだけど、この間の話の続きをしよう。
誠・愛　わぁ！　ありがとうございます。ぜひ聞かせてください。

＊

斎藤　ところで、さっき、ストレスという話題が出たが、君たちストレスって何だと思う？
誠　えーっ。先生、もう話題変えちゃうんですか？
愛　でも、何かさっきのお話に関連ありそうですね。
斎藤　そうそう。ちょっと前回のやりとりを、再録してみよう。

＊

愛　そうですよね。おなかの調子が悪くて辛い時に、「気のせい」とか、「精神的なもの」とか言われると、本当に辛いですね。正直言って落ち込んでしまいます。
斎藤　愛さんの言うとおりだ。具合が悪い時の患者さんの多くは、この問題に悩まされている。つまり、「自分の苦しみを他人に理解してもらえない苦しみ」だ。こういう状況では、いわゆる「心身相関的悪循環」が生じて、苦しみは二倍にも三倍にもなってしまう。
誠　「心身相関的悪循環」って何ですか？
斎藤　まあ、一言で言うと、「身体の調子が悪いと気分が滅入る」「気分が滅入ると身体の調子が益々悪くなる」というやつだね。
愛　そうそう！　そうです。そのとおりです！　辛い時にはまさしくそうなってます。

＊

愛　そうか、分かりました。私、おなかの調子が悪くて病院に行った時、そこの先生に「検査ではどこも異常は無いよ。ストレスのせいじゃないの？」って、言われたんです。で、その時とっても、いやぁ〜な気持ちになったのを覚えてます。

誠　うーん。そうか。でも、その頃、ちょうど試験直前でたいへんだった頃だよねぇ。やっぱり試験のストレスが原因だったんじゃないのかなぁ？

愛　それって、何か変だわ。だって、他の人だって状況は同じでしょう。それなのに、私だけ試験のストレスのせいで具合が悪くなるなんて、まるで自分が弱い人間だって言われているようで、情けなくなるわ。

誠　それは考え過ぎだよ。ストレスが原因だったら、それを取り除く努力をすればいいじゃないか！

愛　何言ってるのよ！　そんなことできれば苦労はしないわよ。誠君だって試験の前は青くなってたじゃないの！

誠　いや、それは…。でも、それだったら、ストレスを気にしないようにすればいいんだろ！　それに、何だかんだ言ってもたいしたことなかったんだから、それでいいじゃあないか！

愛　もー！　腹立つわねぇ！　気にしないようになんてできるわけないでしょう！　気になるんだからしょうがないわよ！　だいたい誠君って、いつも正論ばっかり言って…ほんとに冷たいんだから！　私がどんなひどい思いしたかなんて、ちっとも分かっちゃいないのよ。ふん！

斎藤　まあ、まあ、二人とも冷静に、冷静に…。

愛　あら、ごめんなさい。つい、カーッとなっちゃったわ。でも、私、何で誠君にこんなに腹が立ったのかしら？

斎藤　うん。そうやって、すぐに自己洞察モードに戻れるところが、愛さんの素晴らしいところだね。

愛　そうなのかしら。でもそう言っていただけるとうれしいです。

誠　（…あー怖かった…）確かに、愛さんは冷静になるのも早いなぁ…。ちょっと考えたんですけど、どうも今のやりとりの中に、先生のおっしゃってた、「心身相関的悪循環」についての大事なポイントが含まれてるような気がするんですけど…。

斎藤　そうそう、そのとおり、ほんとに君たちは頭がいいね。それじゃあ、順番に整理してみようか。

＊

斎藤　まず、ちょっとストレスについての話を先に整理してみよう。誠君、一般的に言って「ストレス」とは何のことかね？

誠　え。えーっ。また僕が説明するんですか？　先生のことだから、単純な答えを要求しているんじゃないですよね。何か話しにくいなぁ。

斎藤　まあ、まあ、そう言わずに。とにかく議論のとっかかりを作ってほしいのさ。

誠　そうですか。それじゃあ、僕の知っている範囲で話してみます。ストレスって言葉はたぶん、ハンス・セリエっていう先生が最初に言い出したんだと習いました。セリエ先生は、ひどく過酷な状況におかれて死んだ動物を解剖してみて、消化管に出血があるとか、副腎が大きくなっているなど、いくつかの共通の特徴があることに気づいたんですね。それで、これは生物にとって過酷な状況に対する一般的な身体反応だって考えて、その生体の反応のしかたにストレス（応力）という名前をつけたんだと習いました。

斎藤　おー。すごいね。すごい。何にも資料を見ないでそこまで答えられるなんて、本当にすごいね。おおむねそのとおりだと思うよ。

愛　私もそのことは習いました。でも、考えてみると、私たちがストレスという言葉を使う時の意味とは、だいぶ違う感じですね。

誠　ああ。それはね、一般にストレスと言われているのは、ストレスの原因になるストレッサーと、生体の反応としてのストレスという要素から成り立っていて、一般には、ストレスというと、原因としてのストレッサーと反応としてのストレスがごっちゃにされて話されるから、混乱するんだ。

愛　うーん。それでもよく分からないなぁ。私のおなかが痛くなった時、「それはストレスのせいです」と言われても、何か、全然ピンとこなかったわ。でも今から考えてみると、その頃は確かにとっても辛かったわ。…あっ、そうか！　私は、おなかが痛いのに、原因が分からないってこと、そのことが一番のストレスだったんだわ！

誠　えっ。…そうか。ストレスという言葉はそんな風にも使えるんだね。

＊

斎藤　今のことで思い出した話がある。

誠・愛　どんな話ですか？

斎藤　あるお年寄りが、入れ歯のかみ合わせが悪いと感じて、歯医者さんへ行った。歯の治療をしたり、削ったり、入れ歯を調節したり色々やってもらったのだが、なかなかすっきりしない。歯医者さんも、最初のうちは色々親切にやってくれていたのだが、そのお年寄りがいつまでたってもすっきりしないと訴えるものだから、だんだんうんざりしてきて、そのお年寄りがやってくるたびに気分が重くなった。ちょうどその頃、講演会があって、その先生は、「色々なことを延々と訴える患者さんは、生活上のストレスがあって、それが原因になっていることが多い」ということを聞いた。そして、「これだ！」と思った。

誠　あ、そういう話、授業で習いました。いわゆるストレスによって起こる「不定愁訴」というやつですね。

愛　でも、何かひっかかるなぁ。それからどうなったんですか？

斎藤　その歯医者さんは、やっぱり入れ歯が合わないと訴えるお年寄りに、「ひょっとして何かストレスはありませんか？」と尋ねた。すると、お年寄りは「先生がちっとも治してくれないことがストレスです！」と言って、続けて今までの治療経過や歯科医師の態度についての不満を、怒りを込めて激しく訴えた。その歯科医師は、あっけにとられたが、しばらく我慢してその不満を聞いていた。するとお年寄りは「あーあ。腹にたまっていたことを全部言ったのですっきりした。入れ歯のことは我慢できる程度なので、もう来ません」と言って元気に帰って行ったということだ。

誠　へー。何だか作り話みたいに聞こえますが、あり得る話ですね。

愛　私、その患者さんの気持ち、よく分かります。たぶん、ちっとも良くならないという不満があっても、それまで先生に直接言えずに、イライラがたまっていたのですね。はっきりそれを口に出せたからすっきりしたのだと思います。さっき私が誠君に思い切ってつっかかった時も、その後スーッとしましたから。

誠　ひどいなぁ。それって、もしかして、僕がストレスのはけ口になったってこと？

愛　ごめんなさい。でもやっぱりそういうことって必要かも知れませんね。

＊

斎藤　ちょっと、これまでのことをまとめてみよう。セリエが提唱したストレスの定義も、正確に理解することは簡単ではないし、実際、学問的な議論もいまだに続いている。それと、セリエの言うストレスはあくまでも、生体における身体の反応のことで、これは生理的ストレスと言われている。しかし、日常使われているストレスという言葉は、多くの場合、心理的なストレスと言われているものだ。

愛　じゃあ、ストレスには生理的ストレスと心理的ストレスがあって、それがごっちゃにされているというわけですね。

斎藤　そのとおりだ。しかし、心理的ストレスという言葉だって、なかなか分かりにくい点がある。現実に日常的な意味で「ストレス」という言葉が使われる時、大きく分けて、二つの意味で使われていると僕は思う。一つは、何か悪いことが起こった時にその原因となるものとしてのストレスだ。さっき、誠君が「ストレスが原因だったら、それを取り除く工夫をしなくっちゃ」と言った時の使い方だ。この場合、ストレスは、どこか「外部に実在しているもの」として認識されている。

誠　くわぁー。また斎藤先生お得意の理屈っぽい話が始まりましたね。でも確かに、「ストレスを取り除く」とか、「ストレスを減らす」とか、「ストレスを避ける」とか言う時は、そういうふうに考えていますね。

斎藤　そうそう。そういう時のストレスとは、「測定」したり、「コントロール」したり、「対処」したりできるような「実体」であるかのように考えられている。

誠　医学や健康科学などで、ストレスを扱う時は、だいたいそういう風に考えていると思います。

愛　でも、さっきのご老人が「先生の治療がストレス」と言った時の「ストレス」って、微妙に違いますよね。私もそうですけど、「ストレスがある」って思う時は、要するに、「苦しい」とか「イライラする」とかいうことですね。

斎藤　そうそう、そのとおり。それが、一般によく使われる「ストレス」のもう一つの意味だ。このような時に言われているストレスというのは、要するに、当人が感じている「苦しさ」や「不快な気分」のことだ。これは、通常直接的には、「取り除いたり」「コントロールしたり」することは簡単にはできない。なにしろ、その人が「今ここで体験していること」そのものなんだからね。

誠　うーん。難しいですね。「実体」と「体験」とが微妙にだけれど、根本的に違うものだということは、何となく分かりますが、どちらが本当の「ストレス」なんでしょうか？

愛　これって、言い換えると、ストレスは「客観的な実体」なのか、「主観的な体験」なのかってことですね。私が患者さんだったら、やっぱり、自分の感じている苦しさの方が重要だと思いますけど……。

誠　思いついたこと言って良いですか？　これはどちらが正しいかという問題じゃないと思います。どちらも大切なんだと思います。でも、ストレスの二つの側面をきちんと区別して考えることは絶対に必要だと思います。そうでないと、話がごちゃごちゃになってしまいます。今まで教えていただいたことから考えると、「主観的な体験」をあくまでも大切にするのが、ナラティブ・ベイスト・メディスン（NBM）で、「客観的な実体」をできる限り明確にしようとするのが、エビデンス・ベイスト・メディスン（EBM）の立場なんじゃないでしょうか？

斎藤　なるほど、どうやら今回もナラエビ医療学講座らしいところに落ち着きそうだね。

誠　そうですね。…あれ、愛さんどうしたの。不満そうな顔してるけど…。

＊

愛　…私、今回は納得できません。NBMは患者さんの主観を大切にし、EBMは客観的な事実を大切にする。だから両方必要だ。これって、話がうまくまとまり過ぎのような気がするんです。この問題の本質は、それではうまく説明できていないんじゃないでしょうか。

斎藤　うん。うん。愛さんはさらに深く考えているようだね。急がなくて良いから、続けてみて。

愛　はい。ありがとうございます。私、最初に思いついたんですけど、セリエが最初にストレスというものを考えた時と、私とか患者さんとかが、「これが私のストレスだ！」って感じている時のプロセスって、似ているところがあるような気がするんです。

誠　えっ。それってどういうこと？

愛　ちょっと複雑な話になるから、順番に話すわね。そもそもセリエがストレスということを考えたのは、彼が、死んだ動物を解剖して、胃潰瘍と、胸腺の萎縮と、副腎の腫大という一連の共通パターンを観察したことに始まるのよね。この時、セリエは、この観察されたパターーンの原因となるものを推定して、その推定された原因に「ストレス」という名前を付けたのよ。だから、そもそも「ストレス」というものは実体ではないわ。ストレスというものが動物の外に実在しているわけじゃないのよ。

誠　うん。正確に言うとそのとおりだと僕も思うよ。でも、ストレスを感じている患者さんの場合はどうなの？

愛　ええ。仮に、私が患者だとして、ある怖い先生のところへ診察を受けに行かなければならない時、いつも嫌〜な感じがするとするわね。そういう時、私は「あの先生は私にとってストレスだ」って言うと思うの。

誠　そうだろうね。でもそれとセリエの場合とどうして同じなの？　全然違うことのような気がするけど？

愛　でもね。実は私に起こっていることはたぶんこういうことなの。私はその先生に会うことを考えたり、実際に会ったりした時に、まず「イヤな気分」を感じるのよ。それが最初。ところが、そうすると、私はその「イヤな気分の原因」を探したくなるの。そして、その先生と会ったり、その先生のことを考えたりすると、必ずイヤな気分になるということから、その先生が原因だって推定するのよ。これって、セリエの場合と同じじゃあないの。

誠　えーっ。分からないなぁ。セリエは動物の身体の反応を客観的に観察したんだし、愛さんの場合は、主観的にイヤな気分を感じたのが出発点じゃないの。これって全然別のことだと思うけどなぁ。

愛　そうじゃないの。セリエが動物を観察したということは、セリエの「認識」なのよ。そして、私は自分の気分、あるいは感情を「認識」したの、だから、どちらも自分の「認識」から出発しているということが共通なの。そして、セリエも私も、自分の「認識」を生じさせた原因があるはずだと思いこんで、その原因の候補に「ストレス」という名前をかぶせているのよ。これをもっと一般化して言うと、セリエも私も、認識された現象を因果論的に解釈してその原因を概念として仮設したってわけ。言い換えると、「ある現象の認識」―「因果論的推定」―「原因の仮設」という「認識の構造」が共通なのよ。そしてその次に起こることは、本来は呼び名に過ぎない「ストレス」という概念が実体であるかのように誤解されるわけ。私の場合は、それがさらに、その怖い先生という特定の人物と結びついてしまう。セリエの場合は、外界のさまざまな「ストレスと呼ばれる現象」を生み出していったってわけね。あ、でもこの場合は正確に言えばそれはストレッサーね。

誠　ひえー。いったいどうしたの。今日の愛さん、まるで哲学者になってしまったみたいだよ。でも不思議だなぁ。僕たちは、ストレスということを考える時、知らず知らずのうちに、セリエと同じ思考パターンをしているというわけだね。でも、それだったら何も問題は起こらないはずだよね。

愛　そうじゃないのよ。セリエも私たちも、ストレスを「推定された原因」と理解しているうちはたぶん問題は起こらないの。だって、それは「ストレスという説明物語」なんだもの。でも多くの人たちは、ストレスを外部に実在する実体だと誤認して、それを「測定」したり、「操作」したりしようとする。でも、ストレスの本体が「認識」であり「説明物語」だとすれば、それを客観的に測定したり操作したりしようとするのは、利口な方法ではないわ。それを無理にしようとするから、おかしなことが起こってくるのよ。

誠　うーん。今日の愛さん、迫力あるなぁ。でも僕にはちょっと納得できないところがある。ストレスを「測定」したり、ストレスをコントロールする方法を研究することは、やっぱり実際に役に立っているると思うよ。その場合、ストレスを客観的なものとしてみなしているってことを忘れないようにして、ストレスの主観的な側面を無視さえしなければ、そう害は無いように思うけど。愛さんの言い方だと、そういう努力を全部否定しているように聞こえてしまう。

愛　そこは、難しいところね。私も別に、そういう努力を否定するつもりは無いの。でも、どこかやっぱり、架空のものの上に架空のものを重ねているような感じがするのね。あ、それともう一つ付け加えると、これは何も「ストレス」に限ったことでは無いような気がするの。でもそうやって話を広げてしまうと、益々分からなくなってしまうわね。

＊

斎藤　いやー。すごい議論になってきたね。この辺はとても難しいが重要なところだ。しかし、どうだろうね。ここではこれ以上深入りはやめて、実際問題どうすればちょっとはましになるかということを考えてみたら？

愛　そうですね。私もちょっと疲れちゃったので、その方が本題に入れそうですね。あ、でもページ数が…。

斎藤　そうだね。それじゃあ、今日のところは、またこの次に…。

誠　先生、いくら何でもそれじゃあ肩すかしですよ！

斎藤　まあまあ。次回は遠回りをせずに、すぐに本題に入ることにするから、とりあえず、今日のところはここまでにして、二人とも良いクリスマスを！

誠・愛　はーい。分かりました。それじゃあ、この次を楽しみにしています。先生も良いクリスマスを！

講座第七回　ライバルを心身症にする方法

前回からそれほどたっていない、斎藤教授の研究室である。今回は単刀直入に話題に突入する斎藤教授。

＊

斎藤　それでは、心身相関的悪循環という考え方について説明してみよう。第五回の講座で話題になった、おなかの調子が悪かった愛さんの状況を例にとって話を進めるよ。

愛　えーっ。私が題材ですか。何か恥ずかしいです。

斎藤　まあ、まあ、そう言わずに。第五回の講座で話したことは理解しているというのを前提にして、すごく単純化して話すよ。愛さんは、「何かあるとおなかの調子に表れる」という体質の人で、このような人は人口の約二十パーセントもいる。ごくありふれた体質だ。

愛　何か損な体質ですね。

斎藤　そうでもない。例えば、何かあると頭が痛くなるという人もいるし、体調は悪くならないが、気分が落ち込むという人もいる。不思議なことに、こういう人の集団はそれぞれがみな、だいたい人口の約二十パーセント前後ということが共通している。

誠　へーっ。不思議ですね。何でそうなるんだろう。でもそうすると、何にも問題が無い人ってほとんどいないということになりますね。

斎藤　そうそう。何にも問題が起きない人は、意外と早死にしたりするのかも知れないしね。いずれにしても、愛さんのような人は、特別のことがなくても、ちょっとしたことでおなかの調子が悪くなる。主な症状は下痢や便秘といった便通異常と腹痛だ。

愛　その、おなかが痛くなるというのが辛いんですよね。

誠　僕はめったにそういうことは無いけど、一度、食中毒になった時は本当に死ぬかと思うくらい辛かったです。だからたいへんだということは分かりますよ。

＊

斎藤　さて、ここからが大切なのだが、一般に身体の具合が悪い時は、誰だってあまり面白いわけは無いから、気分が落ち込んだり、イライラしたり、不安になったりする。これは人間であればむしろ当然のことだ。

愛　ええ。そのとおりです。おなかの調子が悪い時は、本当に気分も悪くなりますね。

斎藤　今、僕が言った、落ち込み、イライラ、不安などを総称して「不快な気分」と、とりあえず呼ぶことにしよう。つまり、身体の調子が悪い時は、不快な気分も強くなるということだ。ところで問題は、この「不快な気分」は、身体にも影響を与えるということだ。

誠　それって、経験的にはそのとおりだと思いますが、科学的にも証明されているのでしょうか？

斎藤　全てが証明されているわけではないが、最近の研究ではかなりのことまで分かっている。愛さんのような人の場合に問題になる機序は、おおざっぱに言うと二つあって、一つは、胃や腸などの消化器内臓の働きに影響するということだ。一般に「不快な気分」がある時には、消化管の運動や分泌などの働きが活発になり過ぎることが分かっている。これは主に自律神経系を通じての影響だ。

愛　へー。ちょっと意外でした。胃腸の働きが悪くなるのではなくって、かえって働き過ぎになるのですね。

斎藤　そうそう。ちょっとした刺激に対して胃腸が強く反応して痙攣（けいれん）したり、腸からの分泌が増えたりするので、痛みを伴った下痢などが起こりやすくなる。

誠　でも、便秘になることもありますよね。

斎藤　それはね、腸の働きには、食べ物の水分を吸収して、便を固くする作用が有るので、腸の働きが強くなり過ぎると、ウサギの糞のような固い便になってしまい、むしろ便秘になるのだよ。こういうのを痙攣性便秘といって、若い人の便秘はほとんどこれだ。だから、腸の動きを刺激するような下剤を使うとかえって具合が悪くなる。

愛　えーっ。そうなんですか。全然知りませんでした。

*

斎藤　ところで、もう一つ重要なことがあって、「不快な気分」は、内臓の知覚閾値を低下させるということが分かっている。

誠　チカクイキチをテイカさせる、ですか。何のことですかそれは？

愛　そんなことも知らないの？　それって、ようするに、痛みに対する感度が上がって、敏感になる、つまり、一の痛みが二にも三にも増幅されるってことでしょう。エアコンの温度設定が変わるようなものよ。

斎藤　そう、そう。そのとおり。この人間の「知覚閾値の変化」というやつは、今まで結構、盲点になっていたことなんだ。つまり、人間のものの感じ方は刻々と変化しているのだが、これは当人には分かりにくい。知覚閾値が上がれば痛みは軽くなり、閾値が下がれば痛みは強くなる。しかし、一般に人間というものは、そういう時には、「自分の知覚閾値が変化した」とは考えずに、「痛みの原因が変化した」と解釈してしまうものなんだ。

誠　へーえ。初耳だなぁ。それで、その「知覚閾値」が、「不快な気分」によって下がってしまうということなのですね。

愛　ということは、イライラしたり気分が落ち込んだりしている時は、同じ痛みが二倍にも三倍にも感じられるということですね。

誠　うーん。そう言えば、楽しいことをしている時は、ちょっとすりむいた傷の痛みなんか忘れてしまいますが、勉強しなくちゃと思うと急に痛くなることがありますね。

愛　私も最近ドラゴンクエストにはまっているけど、そんな時は、多少おなかが痛くても忘れているわ。

斎藤　そういうことだ。現在までの研究では、このような現象は、脳や脊髄、あるいは末梢神経レベルで、複雑な神経系のネットワークを介して、気分（情動）と痛みの閾値調節の神経が相互交流しているからだと考えられている。また、脳内のエンドルフィンやセロトニンなどの神経伝達物質も関係しているらしい。もちろんそれらの全てのメカニズムが分かっているわけではないんだけどね。まあ難しいことはさておき、このようにして「不快な気分」は、一方では胃腸の働きを変化させて症状を誘発し、もう一方では、知覚閾値を変化させて、一の症状を二にも三にも増幅する。これは何を意味しているかというと、イライラしている時などに痛みが強くなるのは、幻（まぼろし）や単なる気のせいではないし、その人がおおげさに訴えているということでもないということだ。このことを理解することはとても大切だと思う。

誠　なるほど、これで「心身相関的悪循環」が完成しましたね。腹痛を例にとると、「腹痛」があると「不快な気分」が生じ、「不快な気分」は「胃腸の働き」と「知覚閾値の低下」を通じて、「腹痛」を増強させる。そうすると。増強した腹痛は、さらに「不快な気分」を増強させるので益々「痛み」が強くなると…。先生！　これはまずいですよ。これじゃ際限なく痛みが増強してしまいます。

愛　なるほど、これじゃ、ひどい状態がいつまでも続くわけですね。まさに悪循環ですね。確かに苦しい時はこんな感じになっていると思います。しかも、この悪循環にはまっている時は、もう何が原因か分からなくなっているってことですね。

斎藤　そこが大切なところだ。一般に我々は、病気というものは何かの原因があって起こり、原因を取り除けば治る、と単純に信じているが、今、話したような病態には、単一の原因は無い。だから、原因を探して治そうとしても混乱するばかり、ということになる。

誠　うーん。僕らが授業で習っている考え方とだいぶ違いますね。こういう考え方って何か名前があるのですか？

斎藤　こういう考え方は「システム論的な考え方」と言われている。原因不明で、慢性に続くような病状は、単一の原因では説明できないことが多い。そのような病態には、このような考え方を当てはめてみると、対応策を考える時のヒントになることが多いと僕は思う。

＊

愛　ところで、私の場合、途中から何となく良くなりましたよね。さっきのような悪循環が続くと、際限なく悪くなるような気がするのですが、どうして良くなったんでしょう？

斎藤　それはね。こう考えてみたらどうだろう。愛さんの場合、どこかでさっきの悪循環が断ち切られたんだね。そうすると、愛さん自身が持っている自然治癒力によって、さっきのサイクルは逆回りに動き出して、愛さんの本来の体調に戻ったのさ。

誠　自然治癒力ですかぁ。なんか、あんまり科学的じゃあないですね。

愛　あーら。私、自然治癒力って信じるわ。それに授業でもホメオスターシスって習ったじゃあないの。

誠　そうか分かった！「システム論」も「ホメオスターシス」も、そしてたぶん「ストレス」も、一つの説明物語なんですね。だからNBMとは矛盾しないわけです。

斎藤　そうそう、そのとおり、ずいぶん分かってきたじゃないか。原因→結果という「線形因果論の物語」を採用するならば、原因を取り除くのが治療ということになるが、悪循環という「システム論の物語」を採用するならば、悪循環を解消することが治療ということになる。そのどちらかだけが正しいと考える必要は無い。愛さんのような病態の場合には、たぶんあとの方が役に立つというだけだ。

誠　うーん。何だかまだよく分からないなぁ。例えば、「試験のストレス」が愛さんの「過敏性腸症候群」の原因だと考えれば、試験のストレスがなくなれば、病気も治りますよね。だからといって試験を受けることをやめるわけにはいきませんから、我慢するしか無いということになってしまいます。「システム論の考え方」だと、「試験のストレス」が単一の原因だとは考えないわけですよね。だったら、治療についてはどう考えれば良いんですか？

愛　私もそれが知りたいです。

斎藤　それじゃ、説明するけど、システム論の考え方では、単一の原因という考え方をしないから、治療も、唯一の正しい治療があるとは考えない。病態がどんどん悪くなったり、なかなか治らなかったりするのは、悪循環があるためだと考えるので、悪循環を断ち切るか、少なくとも悪循環を後押ししない方法であれば、何でも役に立つと考える。

誠　つまり、有効な治療法は複数あるというわけですね。

斎藤　そのとおりだ。しかし、最も大切なことは、悪循環を積極的に断ち切ることよりも、悪循環を後押しすることをやめる、ということだ。

誠　えっ。どういうことですか？

愛　つまり、医療者や周りの人が、かえって悪循環を後押ししていることがあるってことですね！

誠　う～ん、そう言われてもなぁ…。周りの人だって本人のために一生懸命なんだし。

愛　いいえ！　私、何となく分かります。調子の悪い時って、周りの人に何か言われたり、お医者さんに何か言われたりするたびに、気分がかえって落ち込んで、おなかの調子が益々悪くなっていったような気がします。これって、第六回の講座の歯医者さんの例と同じですね。

斎藤　そのとおりだ。そこは盲点になりやすいところなんだが、良く気づいたね。偉いね。

＊

斎藤　それでは、これからとっておきの企業秘密を君たちに伝授しよう。

愛　わあー。何だか、どきどきしますね。先生早く教えてください。

誠　もちろん、先生が教えて下さるのは、「心身相関的悪循環を解消する方法」ですよね！　楽しみです。

斎藤　いいや。ご期待を裏切るようで心苦しいのだが、僕が伝授するのは、そんなことではない。僕がこれから話すことは、「ライバルを心身症にする方法」だ。

愛　えーっ。うっそぉ！　何ですかそれは？

誠　先生！　ここだけの話にしておいてあげますから、そんなこと他人の前で言っちゃあだめですよ！

愛　そうですよ。そうか！　それで、先生の外来の患者さんはちっとも良くならない人が多いんですね。

斎藤　おいおい。早とちりするなよ。我々医療者は知らず知らずのうちに、患者さんとのコミュニケーションの中で、むしろ患者さんを追い込むようなことをしていることがある。僕が言いたいのはね、それに気がつくためには、意識的に、「相手の不快な感情を刺激する」ようなコミュニケーションを知っておく必要があるということなんだ。それが分かっていれば、実際の医療において、不適切なコミュニケーションを避けることができるようになるからね。

誠　うーん。まだ信用できないなぁ。

愛　でも、ここはだまされたつもりで聞いてあげることにしましょうよ。ねえ誠君！

斎藤　…(-_-;)…それじゃあ、まあ説明を始めようか。

*

誠　ライバルを心身症にする方法ですか！　何か、『サインはV』とか、『アタックNO.1』の世界みたいですね。

愛　誠君、何でそんな古い話、知っているのよ。私はライバルと言えば『ガラスの仮面』を想像しますけど。

斎藤　何か、君たちがいったい何歳なのかよく分からなくなってきたな。ともかく、それじゃ、君たちが密かに陥れたいと思っているライバルが、「最近おなかが痛いの！　どうしたらいい？」と言って相談に来た場面を想像してみたまえ。

誠・愛　はーい。

斎藤　まず、第一番目の方法は「訴えの過小評価」だ。英語では「discount（値引き）」などと言う。例えば、「そんなに痛いはずないよ」なんて言い方だね。あと、「それって、おおげさなんじゃない？」なんて言い方もそうだね。

愛　あっ。それ、第七回の講座で、誠君が私に最後に言った言い方です！「結局たいしたことなかったんだからいいじゃないか！」って。あの時とっても腹が立ちました。

誠　えーっ。僕、そんなこと言いましたっけ？　うーん、自分でも気がつかないうちに、愛さんの「苦しみ」を「過小評価」していたってことですね。

愛　誠君に悪気はなかったのは分かるんですけど、自分の苦しさが伝わっていないって感じると、本当にどうしょうもないって気持ちになりますね。

斎藤　それは当然の気持ちだと思うよ。その人が感じている苦しみというのは、言葉を換えればその人の存在そのものなんだから、それを否定されたら、全人格が否定されたように感じても無理は無い。

＊

誠　次は何ですか？

斎藤　さっきのと少し似ているんだけどね。次の方法は「突き放し」だ。例えば、「それって単なる気のせいでしょう」とか、「ストレスのせいだからどうしようも無いよ」とかいう言い方だね。

愛　あーっ！　それそれ、それです。私が病院の先生から言われたのはそれです！

誠　あれ、でも「ストレスだから、どうしようも無い」って言われたわけじゃないんじゃないの？

「それはストレスのせいです」って言われたとさっきは聞いたけど…。

愛　うーん。そう言われれば確かにそうかもしれないわ。でも、今思い返してみても私には「ストレスのせいです」って言われた時、まさに「ストレスだからどうしようも無い」って突き放されたように感じられたの。

誠　うーん。確かにあり得るなぁ。言葉の上では、確かに突き放したことにはならないかもしれないけど、その時の雰囲気によっては、突き放されたというメッセージとして受け取られやすいということだね。

斎藤　そうそう、そのへんは微妙なところだけど、現場でのコミュニケーションでは、とても大切なところだね。メッセージというのは、決して言葉の内容そのものだけが伝わるんじゃない。まさにその場面が置かれているコンテクストの中で、言葉のメッセージの意味はどのようにも変わるのだ。

愛　それって、第四回の講座の時、教えていただきましたね。

誠　そうすると、医療者は、患者さんにメッセージを発信する時はとても細かいところまで気を配らないといけないということですね。何気無い一言が、「突き放し」になってしまう。うーん。これは簡単じゃあないぞ。

斎藤　まあ、そこまで分かっていれば、そう極端なことにはならないだろうね。「突き放し」の例を挙げ始めたら切りが無い。「誰だってそれくらい我慢しているのよ」とか、「それって、単なる怠けじゃない」とかは、訴えを過小評価しつつ、突き放している例だろうね。

愛　それって、言われた方はとってもこたえますね。再起不能って感じになると思います。

＊

斎藤　それじゃあ、次へ行こうか。

誠　えっ。まだあるんですか？

斎藤　当然じゃあないか。次は「不安を煽る」という方法だ。例えば、「それってほっといていいの？　手遅れになったらたいへんだよ」なんてのが、一番典型的な例だろうね。不安は「不快な気分」の代表的なものだから、不安が高まると症状は当然強くなる。

愛　親切めかして言っているところが、かえって怖いですね。

誠　うーん。でもこれも難しいですね。だって、「早めに専門家に相談してください」なんて、マスコミも、医療機関もしょっちゅう言ってますもんね。

斎藤　そのとおりだ。しかし、「悪い病気が隠れているかも…」と言われて、不安にならない人はいないだろうね。

誠　でも現実に、重大な病気が隠れている可能性もゼロではないわけですよね。そこが難しいところですね。

愛　この話題も、第五回の講座の時、出てきましたね。安請け合いしても安心できないし、難しいですね。

＊

斎藤　今のと似ているが、さらに追い打ちをかけるやりかたがある。これは専門家がよく使う手だ。

愛　先生、何かうれしそうに話していますね。でも、それって何ですか？

斎藤　それはね、「悲観的な説明をする」という方法だ。これは医療者がよくやっている。

愛　例えば、どんなのがあるのですか？

斎藤　うん。時間が無いから、いっぺんに言うけど、例えば、「この病気は一生治りません」とか、「不摂生すると益々悪くなります」とか言うことだね。診断されたばかりの糖尿病の患者さんに「将来は足を切断したり、失明したりするおそれがあります」なんて説明するのも、この一例だ。

誠　うーん。これもやってしまいそうですね。

斎藤　たとえそれが事実であっても、唐突に悲観的な説明をされると、患者さんはたまらない。ましてや、愛さんのような場合は、生命には別状は無いし、「悲観的な説明」自体が正しい説明ではない。

愛　そう言えば、この間、○○テレビで、「過敏性腸症候群はストレスで起こる恐ろしい病気で、ほっておくと取り返しがつかなくなる」というような特集番組、やってましたね。

斎藤　ああ、僕もあの番組見たけど、これでまた悪循環に苦しむ人が増えるのではないかと心配になったよ。

＊

斎藤　まだまだ、こんなものじゃすまないのだけど、そろそろページ数がつきてきたので、ちょっと急ぐことにしよう。次は「生活の過剰な制限」だ。「あれもだめ、これもだめ」と必要の無い生活制限を加えられると、ただでも気分が滅入っているのに、気晴らしをするチャンスさえ無くなってしまう。愛さんのような場合、自分で苦しくさえなければ、何をしても特に状況を悪くすることは無い。しかし、医者は「あれを食べるな」とか、「無理をするな」とか、具合が良くならない時には、益々生活を制限することが多い。その多くは根拠の無いことだ。

愛　私の叔母さんで、腰が痛くてしょっちゅうお医者さんにかかる人がいるのですが、お医者さんに「運動不足だから運動しなさい」って言われて、運動したらかえってひどくなって、次の時に「ひどくなりました」と先生に言ったら、「無茶な運動したからだ！」と怒られたって人がいました。

誠　うわー。そりゃあひどい話だけど、あり得る話だね。

＊

愛　しかし、斎藤先生は次から次へと良く思いつきますね。

誠　そりゃあ、先生は経験が豊富だからね。

斎藤　まあ、だいたい出そろった感じだけど、最後にとっておきの方法を伝授しよう。

愛　えっ。まだあるのですか。

斎藤　おそらくこれが極めつけの方法なのだが、それは何だと思う？

誠　うーん。分かりませんね。もうあらかた出尽くしたと思いますが。

斎藤　それはね、「実行不可能なアドバイス」をするということだ。

誠　へー。それは確かにライバルを痛めつけるには効果的でしょうね。

愛　でも、それって例えば、どんなアドバイスですか？

誠　それは簡単だよ。「百メートルを八秒で走れ」とか「三日以内に消える魔球を修得しろ」とかいったアドバイスだろう。これは言われた方は困るよ。

愛　何言っているのよ。『巨人の星』の世界じゃあないのよ。そんなアドバイス、最初から相手にされないわよ。

斎藤　そうそう。誠君が言っているようなのは、普通アドバイスとは言わないね。そういうのは、無理難題であって、「できるわけ無いでしょ！」と言ってしまえばそれまでだ。僕が言っているのは、そういうことではない。一見簡単に実行できそうなのに、やってみようとすると絶対にできないし、それが実行不可能だということを当人も気がつかない、といった類のアドバイスだ。こういうアドバイスをされると、された方はわけが分からないまま、混乱状態になって、結果的に状況は際限なく悪化する。

誠　何か、恐ろしいですね。分からないなぁ。そんなのあるんですか？

愛　私も思いつきません。

＊

斎藤　それでは、一番分かりやすい例を教えてあげよう。もし、ライバルが「おなかがしょっちゅう痛くなるの。どうしたらいいかしら？」とアドバイスを求めてきたら、「気にしないようにしなさい」とアドバイスする。

誠　えっ？　それ、確か前回、僕、やりましたよ！

愛　そうです。覚えてます。誠君が「ストレスなんか気にしなければ良いじゃあないか」って言ったんです。その時、私、猛烈に腹が立ちました！

斎藤　そう。愛さんが腹を立てたのは正解だ。もし真に受けて、「気にしないこと」を実行しようとすると、たいへんなことになる。

誠　えーっ。そうですかぁ。そうするとどうなるんですか？

斎藤　人間というものは、何かを意識的に努力して「気にする」ことはできるが、「気にしない」ことはできない。痛みなどの症状や、イライラの対象などは、「気になる」のであって「気にしている」のではない。もし、意識的に「気にしないように」しようとすれば、ほとんどの場合、そこに注意が集中するので益々気になってしまうという結果になる。

愛　そのとおりですね。でもあの時はそこまで分かっていたわけじゃあなくて、何だか分からないけど、とっても腹が立ったんです。

斎藤　愛さんのように、不当なアドバイスに対して腹を立てることができる人はまだ良いんだ。多くのまじめな人は、「気にしないようにしなければいけないのに、どうしても気にしてしまう。私は何てだめなんだろう」と思いこんで、益々不快な気分になる。このように、「気にするな」というアドバイスは実行不可能なのだよ。このようなアドバイスは悪循環を増強させる。

愛　ふーん。私、まじめ過ぎない性格なので、悪循環が軽くてすんだのね。

誠　これはびっくりしました。「気にしない方がいいよ」なんてアドバイス、僕はしょっちゅう他人にしていますよ。でもそれが、受け取り方によっては、たいへんなストレスになってしまうのですね。

斎藤　そう。このことに気がついている人は少ない。「実行不可能なアドバイス」をされて、それをまじめに何とかしようとすると、まず例外なく「出口なし」の状況に追い込まれる。こういう状態を「ダブル・バインド」なんて言ったりするんだけどね。まあ、この話は始めると長くなるので、今日はこのくらいにしておこう。

愛　「ダブル・バインド」ですか。何か面白そうなテーマですね。

＊

斎藤　時間が無いので、実行不可能なアドバイスの例をいくつか挙げておく。どうしてそれが「実行不可能」なのか、よーく考えてみてね。例えば、以下のようなものがよくある例だね。「もっとリラックスしなさい」「気持ちを明るく持ちなさい」「病気を受け入れなさい」。

誠　えーっ！　どれもみんな、医療では本当によく使われている言葉ですよ。これって、実行不可能なのですか？　じゃあ、何でこんなによく使われているんだろう。

愛　私、何となく分かったような気がします。こういう言葉は、「自分からそうしよう」と思える時は、とっても役に立つし、効果も有る言葉だと思うんです。でも、同じことを他人から言われたら嫌ですよね。「そうか、今の自分じゃだめなんだ。でも変えようと思ってもできっこない」って、そんな気分になるんです。そうか、この嫌な気分の正体は、ダブル・バインドなんですね。

斎藤　そうなんだよ。愛さん、よく分かっているね。最後に、極めつけの「実行不可能なアドバイス」の例を教えておこう。それはね、こう言うんだよ。「自発的に努力しなさい」。

誠　えーっ！　それって、だめなんですか。僕なんか、家でも学校でも、いつもそう言われてましたよ。

愛　私、もう分かりました。「自発的に努力しなさい」って言われたとたんに、絶対それはできなくなってしまうんです。もし、そう言われて努力しなかったら、もちろん努力しろというアドバイスは実行できなかったことになります。でも、そう言われて努力したとしても、それは他人から言われてしたのであって、「自発的」ではなかったということになります。どっちにしても、このアドバイスは実行できないということになりますね。

誠　あっ。なーるほど！　そうか！　僕は今までずーっとだまされていたんだ。やっと分かったぞ。でも結局僕はあんまり努力しなかったし、そんなこと言われても聞き流してましたから、あまり害はなかったですね。

斎藤　そうそう。それでいいんだ。それこそが健全な態度なんだよ。

＊

誠　時間が無いと言っている割には長くなりましたけど、これで「ライバルを心身症にする方法」についてはだいたい分かりました。それじゃあ、悪循環を解消するにはどうすれば良いんですか。

斎藤　それは、簡単な場合もあるしそうでない場合もあるが、原則としては今までに話したことの反対をすれば良い。まとめて言うと、「来談者の気持ちに共感しながら丁寧に傾聴する」「適切な病態の説明をする」「継続的に援助することを約束する」といったことになるね。

愛　言ってしまうと当たり前のことばかりですね。でもいつもこれを実行することはとっても難しいですね。

誠　うーん。勉強になりました。今まで僕は知らないうちにたくさんライバルをけ落としてきたような気がします。

斎藤　そうそう。僕たちはまずそれに気がつくことが大切だね。こちらが悪循環の後押しさえしなければ、人間というものは自分の持っている力で、それなりに自然にあるべき状態へ戻っていくものだ。

愛　私、他人に対しても、自分自身に対しても、「突き放し」や「実行不可能なアドバイス」をしないように心がけようと思います。あれ、でも、それじゃあ、斎藤先生が教えてくださっているこの講座って何なのかしら。だって、斎藤先生がいくら正しいことをアドバイスしようとしても、それがアドバイスである限りは、された方はダブル・バインドになっちゃうってことでしょう。
斎藤　はっはっは…。だから君たちは、僕の言うことなんか真に受けちゃあだめなんだよ。学生のうちは、自発的に勉強しなくっちゃね。
誠・愛　あーあ。有言不実行とはこのことですね。でも僕たちは、最初っから斎藤先生のおっしゃることは話半分で聞いてますから、大丈夫です！
斎藤　はっはっは(^_^;)…それじゃあ。また来年も遊びにおいで。
誠・愛　はーい。では先生も良いお年を！

講座第八回　再びストレスについて考える

富山大学の斎藤教授の研究室である。大学祭も終わり、木々の緑が目にまぶしい。

＊

誠・愛　こんにちは。先生、おじゃまします。
斎藤　やあ、こんにちは。ずいぶん暑くなってきたね。
愛　でも、今年って空梅雨ですね。雨が降りそうで降らないですね。
斎藤　そうなんだよ。ガーデニングが趣味の僕としては、困ったことだ。キュウリやナスの苗は、植え付けてから二週間くらいが大切だからね。この時期に乾燥すると、育ちがぐっと悪くなってしまう。今年のような空梅雨は僕にとっては本当にストレスだね。

誠　そうなんですか。僕らにとっては、梅雨で毎日じめじめってのもストレスなんですが、植物を育てている人にとっては、雨が降らない方がストレスなんですね。

斎藤　そうなんだよ。僕の家の近所の農家の人も困っていると思うよ。もっとも外で働く人や、営業の人なんかにとっては、雨が降る方が困るだろうけどね。日雇い労働の人なんかは、もろに収入にも響くだろうしね。

愛　そおかぁ…そうですよね。うん。そうに決まってますよね！

誠　あれ、愛さんどうしたの。何か一人で納得してるけど。

＊

愛　実は最近、面白い本を読んだんです。ほら、前回、前々回、ストレスについてのお話をしたでしょう。あのお話の後、何かすっきりしないなぁって思ってたので、ちょっと自分でも勉強してみようと思って、図書館で本を探してたら、こういう本が見つかったんです。

誠　ちょっと見せてよ。へー、本格的な本だね。リチャード・ラザルス著『ストレスと情動の心理学』かぁ！

斎藤　これは、愛さん、とても良い本を見つけてきたね。ちょうど、前々回、「ストレスには、生理的なストレスと心理的なストレスがあって、この両方が混同されていることが多い」という話をしたね。ラザルス教授は、この「心理的ストレス」の研究についての世界の第一人者だ。

誠　そうか！　じゃあ今日は、愛さんに説明してもらえば、前回はっきりしなかった「心理的ストレス」について、簡単に理解できるってわけだ。こりゃあ、楽ちんだね。じゃぁ、お願いね、愛さん。

愛　もう、何言ってんのよ。誠君はいつも調子いいんだから！　誠君なんか「心理的ストレス」なんて、生まれてから一度も感じたこと無いんでしょう！

誠　えらい言われようだなぁ…。僕だって、落ち込んだり、不安になったり、いやーな気持ちになったりすることはあるよ。…あれ、ところで、この「いやーな気持ち」ってのが、そのまま「心理的ストレス」と考えて良いのかなぁ？

斎藤　さっそく、核心的な話題に入ってきたね。愛さん、今のことについて説明できる？

＊

愛　はい。やってみます。ちょうど良いので、さっきの、「今年は雨が降らないので、ガーデニング好きの斎藤先生がストレスを感じている」という話題を例にさせてもらいますね。

斎藤　はい。どうぞ。

愛　元々、ストレスの理論というのは、刺激→反応（S→R）という線形の反応系として理解されていたんですね。

誠　わー。何か難しそうだね。数式が出てくると僕は頭が痛くなるんだ。

愛　冗談でしょ！　S→Rのどこが難しいのよ！

斎藤　まあ、まあ、愛さん続けて。

愛　はい。前回の時も話が出ましたが、ストレスとは、刺激（S）に対する反応（R）ですから、刺激はストレッサー、反応はストレスとして区別する必要があります。ところが、一般には、刺激（ストレッサー）のことも、ストレスと呼んでしまうことが多くて、混乱の元になります。

誠　あー、なるほど。そうすると、今回の話に当てはめると、「雨が降らない」というのがストレッサーで、その反応として、斎藤先生にストレスが生ずる、ということだね。

愛　ピンポーン！　そのとおりよ。「今日も雨が降らなかった」時に、斎藤先生が感じている「困ったなぁ」とか「このままじゃ、たいへんだぞ」とか「何とかしなくちゃ」とかいうのが、斎藤先生にとっての心理的ストレスということになるわ。だから、おおざっぱに言えば、「心理的ストレス」と「本人が感じている嫌な気持ち」とは、ほぼ同じ意味だと考えていいということね。

誠　なるほど。それは分かりやすいね。そうすると、「心理的ストレス」というのは、「嫌な気持ち」のことで、それを引き起こす刺激が、ストレッサーということになって、この場合は「空梅雨」がストレッサーということになるね。

愛　そのとおりよ。でもね、それだけだと、ちょっと分からない点があるわよね。「空梅雨」って本当にストレッサーって言って良いのかしら。だって、雨が降らないということで、かえって喜ぶ人もたくさんいるわ。

誠　そりゃあ、そうだよ。さっきも言ったけど、僕なんか、雨が降らない方が絶対にうれしいもの。朝起きて雨がしとしとと降っていたら、気分もどんよりしてしまうよ。僕にとっては、雨こそがストレッサーだよ。

愛　そうよ。さっき誠君がそう言った時、「あっ。ラザルス先生の本に書いてあることと同じだ！」って納得したの。

＊

斎藤　何か、僕が口を出す余地が無いね。今、君たちが言っているように、刺激→反応（S→R）という線形の理論だけでは、心理的ストレスという現象を十分に説明することはできない。僕にとってストレッサーになるものと、誠君にとってストレッサーになるものは明らかに違うのだからね。初期のストレス研究は、このS→R理論に沿っていたものだから、主に研究対象は、ストレス反応ではなく、ストレッサーに向けられていた。つまり、どんな人に対してもストレス反応を引き起こすような、極端な出来事のリストを作成することだ。愛さん、そのことについては、どう書いてあったかな？

愛　はい。有名なのは、ストレス・イベントについての研究ですね。この研究によれば、最もストレッサーとしてのインパクトが強い出来事は、「配偶者の死」ということになっています。次は「離婚」で、三番目は「夫婦別居」です。でもこれって、一見もっともらしく見えるけど、必ずしも実情に合わないですよね。だって、旦那さんが死んで、ほっとする奥さんだって、現実にいるでしょう。

誠　愛さん、思い切ったこと言うなぁ。まあ、ストレッサーの強さを一般的に規定しようとしても、個人個人による受け止め方の差が大きいから、実情に合わないということですね。

斎藤　そのとおりだ。確かに誰にとっても強いストレスの原因になるような極端な出来事というものもある。例えば、戦争とか大地震といった大きな厄災はその例だ。しかし、そのような状況でさえも、個人個人の反応にはとても大きな差があるということが、その後の研究で明らかにされている。さらに、ストレスと健康ということを考えた場合、単発の大きな出来事よりも、日々のこまごました小さな出来事の積み重ねの方が、より影響が大きいということも分かっている。そういう日常の出来事に対する反応は、さらに個人差が大きいだろう。

誠　それじゃ、どう考えれば良いのですか？

＊

斎藤　愛さん、説明してくれるかな？

愛　ラザルス教授の考え方は、ストレスを考える時に、S→Rという単純な見方では不十分で、S→A→Rというプロセスを考える必要があるというのです。

誠　何ですか？　そのAというのは？　単にステップが増えただけで、あんまり違わないように見えますが。

愛　Aは、アプレーザル（appraisal　評価）ということね。アプレーザルというのは、耳慣れない言葉だけど重要なのよね。空梅雨の例で考えると、「雨が降らない」という刺激（S）に対して、斎藤先生は、「野菜が枯れてしまう。これは悪いことだ」と評価（A）するわよね。そうすると、その結果、「困ったなぁ、嫌になっちゃう」という反応（R）が生じるわけね。ところが誠君の場合は、同じ出来事＝刺激に対して、「今日は傘がいらないぞ、これは良いことだ」と評価するわけね。そうすると、「ラッキー、今日はついてるぞ、ルンルンルン〜♪」という反応になるわけよ。これは普通に考えれば「ストレスが無かった」という反応よね。

誠　僕、そんなに脳天気じゃあないけど…。まあ、それはそれとして、要するに、同じ出来事に対して、異なった人は異なった評価をする。それによって、ストレス反応は違ったものになる。だから、大切なのは、出来事そのものというよりも、その出来事をどう評価するかという個人の態度だ、ということですね。

斎藤　おー。パチパチ。誠君、すごいね。飲み込みが早いね。ちょっと付け加えると、今の話だと、僕と誠君という人格の違いだけが強調されたけれど、例えば、僕が転勤になって庭の無いマンションに住むことになったら、おそらく、野菜のために雨が降るかどうかを、あまり気にしなくなるだろうね。逆に誠君だって、状況が変わって、例えば、水道局に就職したりすれば、やっぱり空梅雨で貯水池が水不足になるかどうかは気になるだろうね。

誠　そうですね。でも、僕は割と楽天的だから、それほど深刻には感じないかもしれませんね。だって、しょせん、雨が降るかどうかなんてお天道様しだいでしょう？

愛　もー。そういうのこそ脳天気って言うんでしょう！

＊

斎藤　まあまあ。今、誠君が言ったことは重要なんだよ。出来事をどう評価するかは、その人のパーソナリティとか性格とか世界観とか言われているものに強い影響を受ける。専門的には「認知の様式」とか呼ばれるものだね。誠君は楽天的な世界観を採用しているわけだ。しかし、世の中にはどんな出来事に対しても、悲観的な評価をする人もいる。

愛　私はちょっとそういう傾向がありますね。何でも悪い方へ悪い方へと考えてしまう時があるんです。何かちょっとでも悪いことがあると、自分のせいじゃないかって考えてしまうんです。

誠　要するに真面目なんだよね。そこが愛さんのいいところじゃないかと僕は思うけど。

愛　あら、ありがとう。そう言ってもらうと気が楽になるわ。

誠　どういたしまして。…あれ、何か話が逸れてしまったような…。

愛　あらごめんなさい。何の話をしていたのだったかしら。そうそう、その人の認知の様式によって、出来事についての評価が影響を受けるから、結果としてストレス反応も違ってくるということね。

斎藤　そう。そのとおり。ずいぶんすっきりしてきたね。でも、実は心理的ストレスを理解するために役立つ、とても大切なことをもう一つ、ラザルス教授は提唱しているんだが、愛さん、それについて説明してくれる？

愛　はい。今までのことで分かったのは、何か出来事があると、それをその人がどう評価するかに応じて、色々な気分や感情がその人に生じてくるということですね。この気分や感情のうちで、その人に「嫌なもの」と感じられるものを「ストレス」と呼んでいるというわけです。これは、前回の話にも出てきた「不快な情動」というものと同じですね。ところが、ストレスを感じる人から見ると、ただ黙ってストレスを感じるままでいるということは普通無いわけで、この「嫌な感じ＝ストレス」を何とかしようとして、行動を起こすわけです。ラザルス教授は、この「ストレスを何とかしようとする試み」をコーピング（coping　対処）と名付け、人々がストレスにどういう方法で対処しようとするか、すなわち選択するコーピングのパターンが、心理的ストレスの理解、あるいは対策に非常に重要であることを指摘したわけです。

誠　へー。ストレス・コーピングですか。また、しっかり理解しなければいけない言葉が一つ増えましたね。でも、確かに人間は、苦しいことや困難に対して、受け身でいるだけの存在ではないですよね。うん。そうですよね。何か元気が出てきたぞ！

愛　もー。誠君って本当に単純ね。

誠　まあ、まあ、そう言わずに。ところで、愛さん、コーピングのパターンと言ったけど、どんなのがあるのか、説明してくれる？

＊

愛　それじゃあ、また斎藤先生の「空梅雨」問題を例にとって、説明してみましょうか。
斎藤　いいね。じゃあ、始めよう。僕は、「梅雨の時期なのに雨が降らない。そのために野菜の生育が悪くなるんじゃないか」と心配で、嫌な気持ちになっている。僕のこのストレスに対処する方策としてはどんなことが考えられるかね？
誠　雨乞いをする！
愛　…(-_-;)。
斎藤　…これは、とりあえず、分類不能だね(-_-;)。
愛　誠君、まじめに考えてるの？　普通は、畑に水道のホースで水を撒くとか考えるでしょう！
誠　ああ、そういうのもあるね。後は、乾燥に弱い野菜は植えないようにするとか…。
愛　何か、後ろ向きな感じがするなぁ…。まあ良いでしょう。他には？
誠　うーん。思いつかないなけど…。水路を掘って、近くの川から水を引くというのはどうかな。
斎藤　家庭菜園の場合はあまり現実的ではないけど、あり得ない話でもないね。誠君が挙げてくれた、水を撒く、植える野菜の種類を変える、水をよそから引いてくる、という対処法には共通点がある。それは何かな？
誠　雨が降らないので野菜が枯れるという現実の問題を解決しようとしているということですね。

愛　なーんだ、誠君、分かっているんじゃないの。じゃあ、これらとは違うパターンの対処法は？

誠　ここで言う「対処」というのは、「心理的なストレス＝嫌な気持ち」を何とかしようという方法ですよね。じゃあ、「野菜のことは忘れて、酒を飲みに行く」、というのはどうでしょうか？

愛　それじゃ、野菜は枯れてしまうかもしれないけど、少なくともストレスの対処にはなっているわね。

誠　あとは、「野菜なんかまた来年作ればいいさ」と居直ること。

愛　もしかして、誠君ってコーピングの天才？　よくそんなこと思いつくわね。

誠　いやぁ、そんなに誉められると、照れちゃうなぁ。斎藤先生の教え子ですから、そのくらい思いつきますよ。

斎藤　今、誠君が挙げてくれた方法は、いずれも、現実を変えることではなく、感情や考え方を変えることによって、ストレスを軽減しようという方法だ。ものすごくいい加減な、現実逃避的な方法のようにも思えるけど、これも立派なストレス・コーピングだと言えるね。実際、忘れた頃に雨なんて降ることが多いからね。

愛　斎藤先生、そんなに誉めちゃっていいんですか？　誠君、益々いい加減になっちゃいますよ。でも、先生のおっしゃるとおり、コーピングのパターンを大きく二つに分けると、「問題を解決する努力をする」という方法と、「感情、思考を調整する」という方法に分けられると、ラザルス教授の本にも書いてありますね。さらにもう一つの有力な方法は、「他人の助けを借りる」という方法ですね。だいたいコーピングはこの三つのパターンのどれかに分類されると考えられています。

誠　なーるほど。でもその三つのうちで、どれが一番良いコーピングなんだろう？

愛　コーピングのパターンについては、膨大な研究がなされているんだけど、初期の頃はやっぱり、このうちどれが一番有力なコーピングか？　というような発想の研究が多かったのね。でもそういう研究には限界があるということが明らかになったの。

誠　へえ？　それはどうして？

愛　その後の研究で、多くの人は、複数のコーピングパターンを時と場合によって、色々使い分けているということがはっきりしてきたのよ。だから、ある一つの最善のコーピングというものがあるわけではないということが分かってきたのね。

誠　ふーん。言われてみれば確かに納得できるけど、そうすると、いったい、今までのようにストレスについて色々研究するってことは何の役に立つのかなぁ？　何か、今まで研究してきたことが、みんな否定されてきているように聞こえるね。ラザルス先生は、そのあたりどう書いているの？

斎藤　うーん。話がちょうど佳境に入ってきたところだね。残念だが、今日はもう時間だからこのくらいにしよう。でもこれだけは保証しておくけど、ラザルス先生は、この本の中で、さらにびっくりするようなことをたくさん提言しておられるんだ。それはまた、この次の楽しみにしようね。じゃあ、愛さん。この次までに、その本をもう一度、読み直して、また説明してね。

誠・愛　はーい。分かりました。それじゃあ、次回を楽しみにしています。

【文　献】

リチャード　S. ラザルス著、本明寛監訳『ストレスと情動の心理学――ナラティブ研究の視点から』実務教育出版、二〇〇四年

講座第九回　イヤな気分をどうするか

富山大学の斎藤教授の研究室である。十二月には珍しく寒波が襲来し、外は凍り付くような寒さである。

＊

誠　こんにちは。先生、おじゃまします。

斎藤　やあ、こんにちは。あれ誠君、今日は一人かい？

誠　あれ、愛さん、まだ来ていませんか？　変だなぁ、今日は直接、先生の研究室で待ち合わせることになっていたんですけど…。

斎藤　あ、そうだったの。いつも時間をきちんと守る愛さんにしては珍しいね。まあ、もう少し待っていれば現れるだろう。

誠　そうですね…。ところで、先生新しい御本を出されたそうですね。

斎藤　そうなんだよ。ほらこれだ。『健康によい」とはどういうことか?――ナラエビ医学講座』という題で、○○社というところから発売されている。この本を出版できたのは、君たちのおかげだ。なにしろ今まで「ほけかん」に連載してきた、「斎藤先生のナラエビ医療学講座」をまとめたものだからね。

誠　そういうことだったんですか!…あれ、誰かノックしていますよ。きっと愛さんだ!

＊

愛　こんにちは。遅くなってすみません…。

斎藤　やあ、いらっしゃい。

誠　あれ、愛さんどうしたの。何か元気無いように見えるけど…。

愛　え、いえ何でもありません。

誠　変だなぁ、いつもの愛さんらしくないよ。体調でも悪いんじゃないの?　だいじょうぶ?

愛　ええ、だいじょうぶよ。どこも悪くないわ…。あのう、正直に言っちゃいますけど、前回、ラザルス教授の『ストレスと情動の心理学』について、もっと勉強して今日お話しします、って約束しましたよね。

誠　ああ、そうだったよね。楽しみにしてたよ。

愛　ちょっと、言いにくいんですけど、実は準備ができてないんです。すみません。

斎藤　ああ、そうなの。愛さん、気にする必要無いよ。それじゃあ、今日はちょっと別の話をしようか。

愛　ああ、そうですか。ありがとうございます。でも申し訳無いです。

誠　へー。愛さんて真面目なんだね。僕だったら全然気にしないけど。もしかして、今日ちょっと遅れてきたのも、気分が重かったからなのかなぁ？

愛　実はそうなの。ちょっと最近忙しくって、思うように本を読む機会がなかったので、昨日の晩あわてて本を読んで間に合わせようとしたんだけど、ちょっと気分が滅入ってしまって、結局、間に合わなくて、おまけに今朝すっきり目が覚めなかったの。それで遅れてしまって、本当に申し訳ありません。

斎藤　いやいや、全然問題無いよ。そうだ、それじゃあ、ちょうどいい機会だから、愛さんが今感じている気分をちょっと題材に使わせてもらおうか。

愛　え、私の気分ですか…。そう言われても。…でもまあ、予習してこなかった責任がありますから、それはかまいませんが、どうすればいいんですか？

斎藤　それじゃあ、私の質問に答えてくれますか？

愛　はい。

＊

斎藤　愛さん。今現在、感じているあなたの気持ちを、言葉で表現するとどうなりますか？

愛　そうですね…。正直言って、まだちょっと重い気分が残ってますね。…うーん。とっても申し訳無いことをしてしまったというか…ちょっと、落ち込んでますね。先生にも誠君にも迷惑をかけてしまったので、そんな自分が許せないって感じてます。

斎藤　なるほど。愛さんは、僕たちに迷惑をかけてしまった自分が許せないって感じているのですね。そのことについて、自分に言い聞かせていることがありますか？

愛　えっ。「自分に言い聞かせていること」ですか？　うーん。難しいですね。そんな風にあまり考えたこと無いので…。そうですね。「こんなことで落ち込んじゃいけない。もっとしっかりしろ！」って、自分に言い聞かせているような気がします。

斎藤　なるほど、「こんなことで落ち込んじゃいけない」ですか。うーん。そうすると、そちらから先に扱わないといけないなぁ…。

＊

誠　横から口出していいですか？　何か、あんまり普段はしないような会話ですね。斎藤先生が、今おっしゃった、「そちらから先に」って何のことですか？

斎藤　ＯＫ！　じゃあ、ここでいったん会話から抜けて、少し解説することにしよう。

愛　はい。お願いします。何だか、これだけじゃあちんぷんかんぷんです。

＊

斎藤　それでは、始めよう。今日のテーマは、「人間はどうしていやな気分になるのか？」ということだ。

誠　へー。そういう話だったのですか。それはとても現実的な問題だし、もしそれが分かったら、とても役に立ちそうですね。

愛　私もそう思います。私、今日もそうですけど、結構ちょっとしたことで落ち込みやすいたちで、一度、落ち込むとなかなか立ち直れないんです。それを何とかしたいと以前から思ってました。

誠　へー。そうなの。確かに愛さんは、僕なんかに比べると真面目なタイプだと思うけど、そこまで落ち込みやすい性格だなんて思っていなかったけどなぁ。

愛　それは、ふだんは落ち込んだところを他人には見せないようにしているからよ。

誠　ふーん。がんばっているんだね。僕なんか元気な時は元気だけど、落ち込む時は思いっきり落ち込むし、他人の前でも隠したりすることは無いような気がするなぁ。

＊

斎藤　ちょっと、ここまでのことを整理しておこう。ここで議論している「いやな気分」とか「落ちこむ」とか「イライラする」とかいうのは、一般に普通使われている言葉だけれど、心理学的に言うと、「うつ気分」とか「不安」とか「怒り」などを含む「不快な情動」、あるいは、そういう情動を感じている状態と言って良いだろうね。

誠　そういう「不快な情動」ってのは、一般にストレスって言われているものとほぼ同じと考えて良いのでしたね。

愛　前回までに私が読んだラザルス先生の本にもはっきりそう書かれていました。一般には、「ストレス」の結果「不快な情動」が起こるって考えがちなのですが、これはたぶん間違いで、「不快な情動」こそが「ストレス」そのものであると考えた方がすっきりと理解できますね。

斎藤　そうそう、それと、前回までの議論では、何かきっかけになる出来事があったとして、それがその人にとって、ストレスになるかどうかは、単純なプロセスではないということだったね。

愛　はい。覚えています。そこで重要なのは「評価」と「対処」のプロセスだってことでした。

誠　うーん。もちろんそれは分かるんですけど、どうも「評価」とか「対処」とかっていう抽象的な言葉にしてしまうと、ピンとこなくなりますね。要するに具体的にイメージが湧かなくなってしまうんです。

＊

斎藤　まあ、まあ、しばらくは理屈っぽい話になるが、ちょっと我慢してほしいね。これからする話は、ストレスにおける「評価」のプロセスに関係している。この領域の話題で、今最も重要とされているのは、ストレスについての「認知理論」と呼ばれているものだ。この考え方を応用した治療法である「認知療法」は、軽度または中等度のうつ病に対して、抗うつ薬に負けない効果が有るという信頼できるエビデンスが有る。

愛　それって、「イヤな気分」をどうするかって問題に、今すぐにでも役に立ちそうですね。

斎藤　そのとおりだ。でも認知理論とか認知療法とかいうものにも細かく言うと色々なものがあって、ここでは、そのうちで最も分かりやすい、アルバート・エリスという先生が提唱した、ＡＢＣ理論という考え方にそって説明してみよう。

誠　ＡＢＣ理論ですか？　名前を聞いただけでも、分かりやすそうですね。

＊

斎藤　では、今回の愛さんの感じている「憂うつな気分」を例にとって話を進めてみよう。エリス先生の理論によれば、何かの出来事に遭遇して、「イヤな気分」が起こる時には、A→B→Cというプロセスをとる。まずAというのはactivating eventsの略で、つまり、「きっかけになる出来事」ということだ。今回の愛さんの例では、ラザルス先生の本を読んで発表するという約束をしていたのに、それが期日までにできなかったので、僕たちに迷惑をかけたということだね。ここでは、単純化して「約束を守れなかったこと」としておこう。

誠　なるほど。これは、今回の場合だけではなくて、一般的によくあることですね。予習ができなかった時なんか、翌日学校へ行く時にとても嫌な気分になりますよね。

愛　はい。今回の私もそうでした。今日、先生の研究室にうかがうことがとっても辛かったですし、寝過ごしてしまったのもそのせいだと思います。そうすると、その結果がBということですか？

斎藤　いや、いやそうではないのだよ。実は普通の場合は、Aの次にはCが来るのだ。Cとはconsequence（結果）で、要するにAという出来事が直接引き起こしたと感じられる「不快な情動」のことだ。今回の場合は、「気分が重くなった」ということだね。

愛　うーん。確かに私は「約束が守れなかった」結果、「気分が重くなった」と感じています。でも、このA→Cのプロセスって、要するに、刺激（S）に対する反応（R）（S→R）として考えていることですよね。これってストレスのプロセスの説明としては不十分だということは、前回、勉強しましたよね。

斎藤　そうそう、そのとおりだ。単純な原因→結果という考え方が実情に合わないということは、いくらでもある。例えば、予習をしてこなくても、誠君だったら、全然気にしないだろう。

誠　ちょ、ちょっと待ってくださいよ。それじゃあ僕が全く無責任みたいじゃあないですか。僕だって、しなければならない予習をしていない時は、「まずいなぁ」というくらい思いますよ。

愛　でも、誠君だったら、一時的にはそう思っても、すぐに「ま、いいか」って気持ちを切り替えられると思うなぁ。私はそれができないのよ。どうしても、くよくよ考えてしまうのよね。

誠　うーん。それってやっぱり、性格の違いかなぁ。

愛　性格って、簡単には変えられないものよね。そう考えると、益々滅入っちゃうわ。

誠　うーん。そう言われると、僕まで出口が無いという感じがしてきたなぁ。愛さんの気持ちはよく分かるし、何とかしてあげたいんだけれど、どうしたら良いんだろう。

斎藤　君たち、とっても意味のある議論をしているんだよ。

愛・誠　え、そうなんですか？

斎藤　確かに、誠君と愛さんでは、同じ出来事に対して感じ方が違っているというのは事実だと思う。ただし、今のようなことの説明に、「性格」という言葉を持ち込むとあまり前向きの結果は得られないように僕は思うね。しかし「性格」という言葉も心理学的には重要な概念であることは確かなので、「性格」とは何かということについては、また別の機会に一緒に考えてみたいと思う。ここでは、話をＡＢＣ理論に戻そう。

愛・誠　はい、お願いします。

＊

斎藤　ちょっと先を急ごう。今回の場合、愛さんは「予習ができず約束が守れなかったこと（A）」の結果「気分がひどく落ち込んだ（C）」。しかし、誠君だったら、Cは「一時的にはまずいと思うが、すぐに気持ちを切り替えた」になるだろう。この違いはどこから来るのだろうか？　エリス先生の理論では、その答えはBにある。

誠・愛　Bって何ですか。

斎藤　Bはbelief（信念）だ。同じ出来事（A）に対して、結果としての情動（C）が違うのは、愛さんと誠君では、その間に介在する信念（B）が違うからだと説明するのが、エリス先生のABC理論だ。

誠　信念ですかぁ？　そんなおおげさなもの、僕、持ってるのかなぁ？

愛　そうですね。私もあまりピンときませんけど…。

斎藤　ここで言う「信念」というのは、それほどおおげさなものではなくて、普段はあまり意識していないけれど、ちょっと考えてみれば分かるような、潜在意識レベルの評価基準といったものだ。例えば、「約束した予習をしてこなかった」ことについて、愛さんなら、どういうふうに評価したのかな？

愛　やっぱり自分で約束したことですから、「約束を破ることは良くないことだ」と思いました。

斎藤　そうだろうね。でもね、正直に答えてほしいのだけれど、愛さんは、自分に対して軽い気持ちで「約束を破ることは、まあどちらかというと良くないことね」と言い聞かせていたのかな。そうではなくて、あなたは、「約束を破るなんて絶対にいけないことだ」と強く自分に言い聞かせていたのではないかね。そしてそれだけではなくて、「約束を破ってしまった私は絶対に許されるべきではない。私は虫けら以下の存在だ！」と自分に強く言い聞かせていたのではないだろうか？

愛　…いくら何でも、「虫けら以下」とまでは思いませんでしたが…（苦笑）。でも、そう言われてみれば、確かに、私は普段から「約束は絶対破ってはいけない」と思う傾向はあると思います。そう言えば、昨晩、ラザルス先生の本を読むのは間に合わない、と思った時、確かに「約束を破ってしまうなんて、私は何てだめなんだろう」と感じていたように思います。おおげさに言えば、ちょっと絶望的になりましたね。

＊

斎藤　愛さん。率直に話してくれてありがとう。今までのことを少し整理してみよう。少し極端な言い方をすれば、愛さんは、「私はいついかなる時でも、必ず約束は守らなければならない。もしそうでなければ、私は最悪の人間だ」という信念を持っているということになるね。

愛　はい。ちょっとおおげさな気もしますけど、確かにそれは嘘ではないですね。

斎藤　そして、愛さんは今言ったような信念（B）に基づいて、「ラザルス先生の本を予習しなかった」という出来事（A）を評価した。その結果として、ひどく嫌な気分になって落ち込んだというわけだ（C）。

誠　ふーん。なるほど。それだけ厳しい信念を持っていたら、ひどく落ち込んでも無理は無いですね。じゃあ、どうして僕はそこまで落ち込むことは無いんだろう。

斎藤　じゃあ、誠君は同じような状況の時に、自分にどのようなことを言い聞かせているのだろう？

誠　そうですね。うーん、今までそんな風には考えたことなかったなぁ。なるほど、だから潜在意識だっていうわけですね。考えてみます。…うん。たぶんこうだと思います。「約束を守れなかったのは確かに悪いけど、それは誰にでもあることだ」。

愛　えーっ！　意外だわ。誠君なら、「約束なんて守らなくても良い」と考えているんだと思ったわ。

誠　えらい言われようだなぁ。僕だって約束は守らないより守った方が良いと思っているよ。でもほら、誰だってできない時ってあるじゃあない。だから、できるだけ守る努力はするけど、無理な時は、謝って許してもらうか、次から、がんばるかすればいいんじゃないかなぁ。

愛　あーら、感激だわ。誠君がそんなにまともな考え方をしていたなんて！　確かにそう考えれば、ずっと楽な気持ちになれるし、この次こそがんばろうという気持ちが湧いてくるわね。私のような信念だと、嫌な気分をその後も引きずってしまって、結局かえってまた同じことをくりかえしてしまうのよね。

＊

斎藤　もう、僕が説明する必要も無い感じだけど、一応解説すると、愛さんが今回の出来事の評価に用いた信念（B）は、簡単に言うと、「私はいついかなる場合でも必ず絶対に○○でなければならない。そうでなければ私は最悪の人間だ」というタイプのもので、○○の中が、今回は「約束を守る人」「他人に迷惑を掛けない人」だったわけだ。それに対して、誠君の信念（B）は、「私は○○であるにこしたことはない。しかしそうでなかったとしても私は最悪というわけではない」というタイプの信念だと言える。エリス先生は、前者のようなパターンの信念を、非論理的信念（irrational belief　ＩＲＢ）と呼び、後者を論理的信念（rational belief　ＲＢ）と呼んだ。要するに、ＩＲＢとは英語で言えばmust, shouldで記述されるような信念で、ＲＢとはdesirable, preferableというような言葉で記述される信念だ。面白いのは、「絶対に○○でなければならない」という信念は、一見正しい考え方をしているように見えるが、実は非論理的な考え方だというところだ。

誠　そう言えば、国家試験の選択肢問題で、「○○は必ずこうなる」という記述があったら、内容にかかわらず間違いだと答えれば良い、と習いました。この世の中に、必ずこうだというような、絶対的なことってほとんど無いってことですね。

斎藤　そう、そのとおり。それこそが、合理的・論理的な考え方だということなのだ。エリス先生は、そのことを明確に主張している。つまり、この世の中に、絶対に正しいということは一つしかなく、それは「絶対など絶対に無い」ということだ、とね。

愛　…何か、冗談みたいに聞こえますね。でも、それじゃあ、私の信念を変えるにはどうすれば良いのでしょうか？

斎藤　そう。それが次に大切なことだね。でもどうだろう。愛さん。今の気分はどう？

愛　あれ、そう言われたら、今は気分がすっかり楽になっていますね。そうか、こうやって、色々話したり考えたりしていくうちに、信念って変わっていくのですね。そして、その結果、いやな気分も変化していく。だから、こういった対話は、ストレスのコーピングにもなるのですね。

誠　本当にそのとおりだねぇ。良かったね、愛さん。

＊

愛　ところで、私が、「落ち込む自分が許せない」って言った時に、斎藤先生が、「そちらから始めなければならない」っておっしゃったのはなぜですか？　今までの話の中では説明されていなかったと思うのですが。

斎藤　そうだね、時間が無いので、簡単に説明しよう。それはね、愛さんの場合、プロセスが「約束を守れなかったせいで落ち込んだ」というところで終わっておらず、「自分が落ち込んだということでまた落ち込む」という、もう一つのプロセスにはまっていたからなんだ。どうしてこうなるのか、今のＡＢＣ理論で説明できるかね？

愛　なるほど、分かりました。今度は、「落ち込んでしまった」が「きっかけとなる出来事（Ａ）」になってしまったんですね。そして、私には「私はどんな時でも落ち込んではならない。落ち込むような弱い自分は絶対に許せない」という非論理的信念（ＩＲＢ）があるので、「益々ひどく落ち込む」という結果（Ｃ）になってしまったのですね。これって、悪循環ですね。これじゃあ、際限なく嫌な気持ちになってしまいます。まるでデフレ・スパイラルみたいです。

誠　愛さん、すごいなぁ！　自分の気持ちのプロセスをそれだけ冷静に説明できるなんて！　ということは、愛さんはもう非論理的信念からは卒業ですね。

愛　いいえ。そんな簡単じゃあないわ。これはあくまでも頭で分かったということで、実際にはやっぱり、嫌な気持ちにはなることはあるわよ。

斎藤　そのとおりだ。頭で理解することは大切だが、それだけでは、感情や行動は変わらないことも多い。エリス先生は、「自分の非論理的信念（ＩＲＢ）を明確に自覚できたら、自分自身でＩＲＢに反論（dispute）して、ＩＲＢをＲＢに書き換えていくのだ」と言っておられ、信念を書き換え、実際に行動を変えるためのたくさんのテクニックを公表しておられる。このような心理療法は、論理・情動・行動療法（rational emotive behavioral therapy　ＲＥＢＴ）と呼ばれている。だけど、僕はそこまでの甲斐性は無いので、まあゆっくりやることにしている。

誠　自分のＩＲＢをＲＢに絶対に書き換えなければならないって考えると、どつぼにはまりますもんね。

愛　なるほど、「自分の信念を絶対に変えなければいけない」って考えているとしたら、それも非論理的信念ですもんね。うーん。何か奥が深いというか、難しいですね。

斎藤　そうそう。本当にあなたたちは物分かりが早いね。

＊

誠　ところで、先生。今回もこの講座の原稿、ずいぶん遅れたみたいですけど、どうしてですか？

斎藤　あ、それはね。ちょっと忙しかったのと、前回、ラザルス先生の本の続きを解説するって言ったんだけど、僕自身がちょっとまとまらなくてね。でもそれじゃあ約束を破ることになるので、ちょっと気分が滅入って、ついつい原稿が遅れたんだ。

愛　そうだったんですか。先生ひどいですよ！　私が予習できなかったせいにして、本当は先生がさぼっていたんじゃないですか。それに、落ち込んだことを言いわけにするなんて…。

誠　そうですよ。先生こそ、ちゃんとＩＲＢをＲＢに書き換えて、次回こそ、原稿を遅らせないでくださいね。

斎藤　分かった、分かった。反省してますよ。でもまあ、少しくらい原稿が遅れたからといって、僕は自分を虫けら以下の人間だとは思ってないからね。じゃあ、今日はこのくらいで…。二人とも、良いお年を！

誠・愛　はーい。先生も良いお年を！

【文　献】

今村義正、國分康孝編『論理療法に学ぶ』川島書店、一九八九年

講座第十回　性格は診断できるか？

富山大学の斎藤教授の研究室である。雪の季節もようやく終わり、春めいた暖かい日差しが辺りを包んでいる。

＊

誠・愛　こんにちは。先生、おじゃまします。

斎藤　やあ、いらっしゃい。朝晩はまだ寒いけど、日中はだいぶ温かくなってきたね。

誠　ところで、先生。この間、お話に出ていた『ナラエビ医学講座』の御本ですけど、街の書店で時々探してるんですけど、全然見かけませんね。

愛　そう言えば、私も本屋さんへ行った時には気を付けて見るようにしてますが、一回も見かけたことが無いですね。健康とか医療関係の本って、平積みになっていたりして、いやになるほどたくさん店頭には並んでるんですけどね。何で斎藤先生の本は置いてないんでしょう？

斎藤　そうなんだよ。なにしろ、初版印刷が僅か三千部だからねえ。全国の本屋さんの数から見たら、大海の中にインクを一滴垂らしたようなものだよ。初版から何万部単位で印刷するようなベストセラー狙いの有名な著者の本とは全然違う。まあ、しかた無いね。

誠　そうなんですか。でも残念だなぁ、僕や愛さんや斎藤先生が実名で、しかもイラスト入りで登場している本なんだから、手に取ってもらえさえすれば、売れることは間違いが無いと思うんだけどなぁ…。

愛　あーら。誠君って強気ねえ。正直言って、私、この本は売れるような気がしないわ。だって、私たちが毎回話していることって、表面上は気楽に会話しているように見えるけど、内容は結構しつこくて、抽象的で、しかも分かりにくいでしょう。楽しんで読もうとする人には難し過ぎるし、本格的に勉強しようと思う人には軽過ぎるわ。それと、値段の割に厚さが薄くて、お買い得感が無いと思うの。そもそも、もし手に取ったら買ってくれる可能性のある人が仮にいたとしても、実際問題店頭に無いんだからその機会さえ無いわ。初版が売れなければ、増刷もなくて絶版になってしまうから、結局人の目に触れることは無いのね。あーあ、残念だわ。

斎藤　…(‘_’:)。

誠　…(‘_’:)。

愛　あら、二人とも黙っちゃいましたけど、どうしたんですか？

誠　い……いや。愛さんは、よくそこまで、悲観的なことばっかり考えつくなって、関心していたんだ。

斎藤　うん。確かに……。これはもう一つの才能と言って良いね。

愛　あら。感心していただいて、何か面はゆいです。私って、結構、何でも悪い方へ悪い方へって考えてしまう傾向があって、自分でも「悲観的な性格」だなぁって思う時があるんですよ。

誠　うん。そういう点から言えば、僕ってたぶん「楽観的な性格」なんだと思います。

愛　うーん。あれ、そう言えば、確か前回、斎藤先生、こんな風に言ってませんでしたか？

＊

斎藤　確かに、誠君と愛さんでは、同じ出来事に対して感じ方が違っているというのは事実だと思う。ただし、今のようなことの説明に、「性格」という言葉を持ち込むとあまり前向きの結果は得られないように僕は思うね。しかし「性格」という言葉も心理学的には重要な概念であることは確かなので、「性格」とは何かということについては、また別の機会に一緒に考えてみたいと思う。ここでは、話をＡＢＣ理論に戻そう。

愛・誠　はい、お願いします。

＊

愛　思い出しました。それじゃあ、先生。今回はお約束どおりに「性格とは何か」ということについて教えてほしいですね。それに私、できれば「悲観的な性格」を変えたいんです。

誠　僕もとっても興味あります。

斎藤　なーるほど。確かに前回、そんな話をしたねえ。でも「性格」という言葉を定義することはなかなか難しいし、正直言って最近はあんまり「性格」という言葉は流行《はや》らないんだよ。「性格心理学会」という伝統ある学術団体も最近名前を変えちゃったみたいだし…。

誠　どんな風に変えたんですか。

斎藤　「パーソナリティ心理学会」、略して「パー心」だ。

愛　何か、えらく軽い名前になっちゃいましたね。パーソナリティって、「人格」とかいう意味ですね。

斎藤　そう。「パーソナリティ（personality）」を言葉の意味から文字通りに解釈すれば、「person（ある個人）をその人たらしめている抽象的な性質」くらいの意味だろうね。

誠　うーん。確かに抽象的だなぁ。「性格」とか「パーソナリティ」とか、言葉の定義から入ると、ある意味分かったような気になるんですけど、現実問題どういうことなのかが、かえってぼやけてくるんですよね。

愛　そうですね。…思い出したんですけど、前に「ストレス」について議論した時にも、同じようなことを感じたような気がするんですよね。あの時も「ストレス」という言葉を、「もうすでに分かっている自明の言葉」としてではなく、もう一度、一から考え直してみて、ようやくある程度すっきりすることができましたよね。同じことをここでもする必要があるんじゃないでしょうか。

斎藤　そうそう。君たち良いことを言うね。同感だよ。そういう作業をすることは、遠回りのように見えて、実は一番近道なんだろうと思うね。

＊

斎藤　それでは、話を戻そう。そもそも、今回の出発点は、愛さんは「悲観的な性格」で、誠君は「楽観的な性格」なのではないか、ということだった。性格をパーソナリティと言い換えても、内容はほとんど一緒だ。そこで、こう質問してみよう。愛さんは本当に「悲観的な性格」で、誠君は「楽観的な性格」なのだろうか？　私たちは、それが正しいかどうかをどうやったら知ることができるのだろうか？

誠　わー。本格的ですね。確かにそこから考え始めることは大切だと思いますが…。

愛　ちょっと疑問に思ったのですが、そもそも性格を「楽観的／悲観的」という二つだけに分けるってことは正しいのでしょうか？　性格の種類ってもっとたくさんありますよね。

斎藤　鋭い疑問だね。しかし、少なくとも性格というものを明らかに相反する二つの傾向に分けて考えようとすること自体は一般的だと思う。内向的／外向的とか、積極的／消極的とか、自罰的／他罰的とかいうのがその例だね。性格についての類型というのは、多くの場合、こういった二項対立の要素を幾つか組み合わせることによって成り立っている。おそらく、こういうふうに何でも二つの対立するものの組み合わせに分けて考える傾向そのものは、人間の持って生まれた性質なんだろうね。第二回の講座に登場した、スチーブン・グールド先生は、最近出版されたエッセイの中で、このような傾向は人間にとっての「種族のイドラ」なのだとおっしゃっている。

誠　「種族のヒドラ」ですか？　何か恐ろしげなモンスターみたいですね。

愛　ヒドラじゃなくてイドラよ！　私、グールド先生のエッセイ読みました。イドラって、フランシスコ・ベーコンという人が考え出した概念で、要するに、自然を正しく観察しようとしても、人間の心は不完全だから必ず間違って判断してしまう。その間違いの原因を「イドラ＝偶像」って名付けたのよね。イドラには四つの種類があって、それは「種族のイドラ」「劇場のイドラ」「市場のイドラ」「洞窟のイドラ」ね。

誠　へーっ。愛さん、よく知っているなぁ。それで、「種族のイドラ」って他とどう違うの？

愛　私もあまりちゃんとは知らないのだけれど、「種族のイドラ」は、人間であれば誰でも陥ってしまうような理解の偏りのことだと書いてあったわ。

斎藤　そうそう。愛さん、よく勉強しているね。つまり、私たち人間は、何でもあるものを見ると、二つに分類したくなる。例えば、ある人を見ると、その人は積極的か消極的か、というふうに分類したくなる。そう分類すると、今度はその一方に、「好ましい」とか「優れている」というレッテルを貼り、もう一方には「好ましくない」とか「劣っている」とかいうレッテルを貼りたがる。例えば、「積極的な性格の人は消極的な性格の人より好ましい」というようにだ。そのように分類することが「正しいこと」かどうかはこの際、問題ではない。人間はどうやらそうしたがるようにできているらしい。

誠　へー。そうすると、そもそも、人間を「性格」とか「パーソナリティ」とかいう概念によって分類しようとすることそのものが、「種族のイドラ」による心の歪みの産物だってことですか。何か、そう言われちゃうと、その先を考えてもしかたが無いという感じがしますね。

斎藤　まあ、そういうわけでもないけどね。私たち人間が、そもそも、そういう「分類好き」「レッテル貼り」の傾向を持っているということを、十分に考慮に入れた上で、次に進めば良いのさ。それでは、次に進もうか。

＊

斎藤　次の疑問は、こういうことだ。私たちは、例えば、愛さんが「悲観的な性格」であるかどうかを、どうやったら知ることができるだろう？

愛　性格テストをしてみればいいんじゃないでしょうか？

誠　そうですね。性格を診断するためのテストってたくさんありますよね。そのうちで一番信頼できるテストをしてみれば、愛さんの性格は客観的に診断できますよね。

愛　でも、テストによっては、あまり当てにならないテストもあるんじゃないかしら。やっぱりそのテストが信頼できるかどうかには、エビデンスが必要だと思うわ。

誠　それは当然だよ！　愛さん、忘れちゃあいけないよ。この講座は「ナラエビ医療学講座」なんだぜ！　最近はエビデンスについて正面から話題にしてこなかったけど、僕たちはエビデンス・ベイスト・メディスン（ＥＢＭ）については十分に勉強してきたんだから、ＥＢＭの考え方を使えば、科学的な性格診断なんて簡単にできるよ！

斎藤　うむ、うむ。さすが「ナラエビ医療学講座」の受講生だけのことはあるね。それでは早速、「性格診断」について、ＥＢＭの観点から考えていくことにしよう。それじゃあ、ここに、ＥＢＭの基本的なガイドブックが何冊かあるから、それに従って、誠君、説明してみてください。

誠　はい！　任せておいてください。

＊

誠　えーっと。有名なサケット先生の本でも、グリーンハル先生の本でも、「診断およびスクリーニング」についての章があるね。ここを読んで、それに従って進めて行けばいいと思うよ。まず、何かを診断するための検査についてのエビデンスを知るためには、次の三つの疑問について考える必要があると…。①その診断検査法はエビデンスの批判的吟味の基準から見て妥当か？　②その診断検査法は、特定の疾患を持つ患者とそうでない患者を正確に鑑別するという能力を実証しているか？　③この診断検査法は目の前の患者に適用できるか？　…うーむ。何か愛さんの場合に直接当てはめるのは難しいなぁ。

愛　…何か、項目別に並べられても分かりにくいわね。この場合、一応「目の前の患者」は私だとするとしても、私が「悲観的な性格」だからといって、特定の疾患を持っているかどうかは私には分からないわ。

誠　うーん。EBMというのは、あくまでも医療の方法論だから、何にでも当てはめられるわけではないんだね。やっぱり、ここではとりあえず、一番目の基準に絞って、性格診断のためのテストに妥当性が有るかどうかについて、まず考えた方が良さそうだね。

愛　そうね。そもそもその診断テストが妥当でなければ、それを患者さんに適用したってどうしようもないものね。それじゃあ、診断検査についてのエビデンスが妥当かどうかはどうやって判定するの？

誠　えーっと。ちょっと待ってね。ここには四つの基準が書いてあるよ。①その診断検査法は、真の至適基準（ゴールド・スタンダード）との間で、独立して盲検的に比較されているか？　②…。

愛　えーっ！　ちょっと待ってよ！　ゴールド・スタンダードって何のこと？「悲観的な性格」のゴールド・スタンダードなんてあるの？

誠　えっ。そんなこと僕に聞かれたって…。斎藤先生～、…助けてください。

斎藤　うん。どうやら僕の出番だね。君たちとても良いところに気づいたね。診断についてのEBMの約束では、ゴールド・スタンダードっていうのは、例えば、胃癌の診断における病理組織検査のようなものを言うのさ。つまり、そのゴールド・スタンダードの検査で陽性であれば、診断を決定して良いとみんなが認めるような決定的な診断法のことだ。ある診断検査法――例えば、新しく開発された癌のスクリーニング検査法――の妥当性と診断能力を判定するためには、同じ対象集団全員に対して、そのスクリーニング検査とゴールド・スタンダードの検査が両方とも施行してあり、しかもそれはそれぞれ盲検化されていなければならない。そして、その両方の結果を比較することによって、新しく開発された検査法の妥当性と診断能力が判定できる。診断能力というのは、感度、特異度、陽性予測値、陰性予測値、正確度、尤度比などたくさんの指標があるのだが、今回はこれについては省略しよう。教科書を良く読んでおいてね。

誠　よく分からなくなりました。性格診断テストって、医療現場でもよく使われますよね。だから、エビデンスに基づく医療（EBM）の考え方を適用すれば、性格診断テストのエビデンスもすぐに分かるんだと思っていました。でも今の先生の説明から考えると、性格診断テストのエビデンスって、何だか分からないってことになりますね。

愛　そうですね。例えば、「悲観的な性格」を診断するための、ゴールド・スタンダードとみんなが認めるテストが仮にあったとしても、今度はそのテストの妥当性を証明するためには、さらに厳密なゴールド・スタンダードが事前に存在していなければならないということになります。そうするとそのゴールド・スタンダードはどうやって決めたのかという話になり、これはいわゆる無限遡行というやつですね。胃癌の場合は、「胃癌というもの」が実在していますから、そこからゴールド・スタンダードを設定できますけど、「悲観的な性格」なんて「もの」が私の頭の中に存在しているわけではないのですから、少なくとも、胃癌とか糖尿病なんかの身体の病気の診断と同じ方法は、性格の診断には当てはめられないわけですね。

斎藤　そうそう。そのとおりだと思うね。ただし、さらに厳密なことを言い出すと、たとえ「胃癌」といえども、本当に実在しているのかどうかを疑うことは可能なんだ。現に、欧米の病理学者と日本の病理学者に同じ「早期癌」の標本を診断してもらうと、診断結果がかなり食い違うという事実がある。

誠　ちょっと待ってください。そこまで話を広げると、何がなにやら分からなくなります。

愛　このお話って、第三回の講座の「高血圧は実在するか？」の時のお話のもっと極端な例ですね。「癌か、癌でないか？」という、医学で最も明確なことと考えられていることでさえも、実は言葉を通じて社会的に構成されている、という斎藤先生お得意の考え方ですね。

誠　前にも言いましたけど、現代の医学生としては、そこまでラジカルな考え方にはちょっとついて行きにくいですね。

斎藤　うん。うん。そのあたりの気持ちはよく分かるよ。まあ、癌の診断の話は今日の本題ではないので、このくらいにしておこう。

＊

愛　話が戻りますけれど、そうすると、今日の結論としては、私が「悲観的な性格」かどうかを、ＥＢＭの考え方を使って、客観的に診断することはできないということなのでしょうか？

斎藤　まあ、異論はあると思うが、僕はそう考えているね。でもね、これは別に、性格診断テストに意味が無いと言ってけなしているわけではないんだ。ＥＢＭはあくまでも、疾患というものが実在しているという前提の下に、それを診断・治療する時の方法論だ。愛さんが自分の性格を知りたいという時に用いるべき方法論とはずいぶん違っていて当然だと思うよ。でもそれを混同して、「客観的なテストで診断したのだから、科学的エビデンスがある」というようなことを軽々しく言うのはやめた方が良いと思うね。

誠　うーん。そこは斎藤先生がこだわっているところだというのは理解できますけど、それじゃあ、「性格を知る」ってことについては、どう考えていけば良いのでしょうか？

愛　私も困りました。確かに、「自分の性格を客観的に知る」ということは、私が考えているほど簡単じゃあないということは分かりました。でも、「自分は悲観的な性格だと思うし、できればそれを変えたい」というのは、やっぱり私にとっては正直な気持ちなんです。そういう自分の気持ちをどう扱っていけば良いのかということは、今までのお話からではよく分かりません。

斎藤　もちろん、愛さんのその気持ちを無視するつもりはないよ。それと、愛さんだけではなくて、多くの人が、「自分の性格」という言葉をキーワードにして、色々悩んだり、迷ったり、努力しているというのは事実だ。今回は、性格診断ということの客観性という問題についてだけしか話ができなかったけれど、実は「性格」を巡るもう一つの重要な問題として、「性格とは本当に個人の属性なのか？」という問題がある。

誠　「個人の属性」ですか？　また、何か分かりにくい言葉ですね。

愛　私もよく分かりません。

斎藤　そうだろうね。どんどん勝手に難しい言葉を作り出しておいて、ろくに説明もせずに、他人を煙に巻く、というのは、「専門家」と呼ばれる人たちの悪い癖だ。だから、僕は一つひとつ説明することにしているのだが、そうすると話が際限なく長くなってしまう。なかなか難しい問題だね。

誠　先生！　そうやって、また「説明の説明」を始めてしまうと、益々話が長くなっちゃいますよ。

愛　そうですよ。これじゃあ、全然先に進まないじゃあないですか。

斎藤　ごめん、ごめん。それじゃあ、ちょっと例を挙げて説明してみよう。愛さんがいわゆる「悲観的な性格」だとして、愛さんは、どんな時でも、誰といる時でも「悲観的」なのだろうか？

愛　うーん。必ずしもそうとは言えませんね。夏休みなんかのあまりプレッシャーが無い時期や、気のおけない友人と一緒に遊んでいる時なんかは悲観的ではないですね。

斎藤　そうすると、愛さんの「悲観的な傾向」は、「愛さん個人の属性」ではなくて、「環境や他者との関係によって変化する状態」と言った方が正確だとも言える。

愛　うーん。確かにそうかも知れませんけど、それでもやっぱり、私は他の人よりも「悲観的になる」ことが多いように思います。少なくとも誠君よりは明らかに多いですね。

誠　…これは難しいですね。先生のおっしゃることも、愛さんの言うことも、どちらも一理あるように思えます。性格って、完全に固定した変わらないものではないような気がしますし、周囲の状況と無関係でもないですね。でもやっぱり、その人に特有であるようにも感じられますよね。そうでなければ「性格」なんて言葉を使う必要は無いですよね。

＊

斎藤　そうそう。君たちが感じていることはみんなある意味正しいのだと僕は思う。今日は時間の関係でこれ以上議論できないけれど、次回は、さらに色々な角度から、「自分の性格とどう向き合うか」という問題を一緒に考えてみませんか？

愛・誠　分かりました。それじゃあ、また次回を楽しみにしています。ありがとうございました。

講座第十一回　性格という物語

富山大学の斎藤教授の研究室である。昨年とはうってかわった暖冬で、ぽかぽかとした陽気である。

＊

誠・愛　こんにちは。先生、おじゃまします。

斎藤　やあ、いらっしゃい。ちょうど良かった。コーヒーでも入れよう。ごそごそ…。

愛　先生の研究室、何かおじゃまするたびに散らかり方がひどくなってますね。時々は片づけていらっしゃるのですか？

斎藤　ああ、そうだね。この間、片づけてから、ちょうど一年くらいになるかなぁ。

愛　えー！　一年も片づけてないのですか？　よく気持ち悪くないですね。

誠　でも、コーヒーカップとか、クリープとかは、ちゃんと戸棚の奥から出て来ますね。このくらいたいしたことないんじゃないですか。僕のアパートなんて、もっとひどいですよ。この間なんか、飲みかけのコーヒーのマグカップを一週間くらい放っておいたら、カビが生えてしまいました。

愛　信じられないなぁ、二人とも。私は、使ったものはすぐに元に戻しておかないと気持ち悪いです。だから、部屋の中のものは、いつでもどこに何があるか、全部頭に入ってますけどね。

誠　うーん。そういうところは、やっぱり愛さんの性格が表れているような気がするなぁ。

愛　そう言えば、今日は、「性格」についてどう考えるかという話の続きでしたね。

斎藤　そうだったね。それじゃあ、誠君、前回どこまで話したか、ちょっと簡単にまとめてみてくれたまえ。

＊

誠　また僕の仕事ですか。えーっと。前回は、「性格」とか「パーソナリティ」とかいうものにEBMの考え方を当てはめて、客観的に評価することは難しい、という話でしたね。

愛　そうでしたね。考えてみれば、「性格」とか「パーソナリティ」とかいう「もの」が、その人のからだや頭の中にあるわけじゃないですよね。その人の行動のパターンとか、心理テストの結果から、「この人はきっとこういう性格なんだろう」って推論しているだけですね。

斎藤　そうそう、そのとおり。それを別の言い方をすると、一般に「性格」と呼ばれている「几帳面」とか「悲観的」とかいう性質は、実は言葉によって規定された「構成概念」であり、心理テストが測定しているのは、この「構成概念」だということになる。

誠　「コーセーガイネン」ですかあ。あーあ、また何やらむずい言葉ですね。僕、四文字熟語って好きじゃありません。

愛　あーら。「構成概念」は四文字熟語とは言わないと思うけどなぁ。四文字熟語って、例えば、「弱肉強食」とかでしょう。

誠　そうそう、それから「焼肉定食」とかね。

愛　もーっ。いい加減なこと言わないでよ。話がずれちゃうじゃあないの。

＊

斎藤　まあ、まあ。要するに構成概念というのは「恣意的に作られた言葉」だからね。言い方を変えるならば、性格ということも、一つの説明物語であると言える。

誠　まあ、何となく分かりますけど、斎藤先生に言わせると何でも「一つの物語」になっちゃいますね。

愛　でも、確かにそう考えるとちょっと気が楽になるところはありますね。「消極的な性格を直したい」と思っても、何かあるたびに「性格なんて簡単には変えられない」って思い知らされることが多いんですよね。でも、「自分の性格も一つの物語」って考えれば、それほど深刻ではなくなりますね。だって、物語なら書き換えることができるはずですから。

誠　なるほど。愛さん良いことを言うね。「物語なら書き換えることができる」かぁ。うーん、確かにそう考えると元気がでるなぁ。前回、「性格」の問題をＥＢＭから説明することは意外と難しいという結論になりましたよね。それじゃあ「性格」をＮＢＭの方から考えてみたらどうなるかって話、考えてみても面白いですね。うん。そうだ。なにしろ、これは「ナラエビ医療学講座」なんですから。

愛　何か、誠君、一人で盛り上がっているわね。でも私も賛成です。性格の問題を「物語」の観点から考えるとどうなるのかしら？

斎藤　…(@○@)…うーん。素晴らしい。君たちよくそんな素晴らしいことを思いつくね。たいがいの人は「性格は一つの物語に過ぎない」なんて言うと、「それじゃあ、性格について真剣に考えても意味が無いんだ」と、後ろ向きに考えてしまうのだけどね。君たちは物語というものをとても前向きにとらえているんだね。

愛　あーら、だって先生。物語って一般に、「わくわくするほど面白いもの」じゃないですか。

誠　そうですよ。そもそもそのことは、先生が僕たちに教えてくださったんじゃないですか。それに、何てったって、僕らは生まれた時から物語に囲まれて育ってるんですから。そんなこと当然ですよ。

斎藤　ふーむ。これはどうやら、僕は君たちの世代を今まで見くびっていたようだね。なるほど「物語の世代」か。うーむ、日本の将来も捨てたものじゃあないなぁ。

誠　先生、感心していただけるのはうれしいんですけど、お話を先に進めていただけませんか？　お互いに誉め合いっこしていても、どうどうめぐりですよ。

斎藤　ああ、ごめんごめん。誠君の言うとおりだ。それじゃあ、話を元に戻そう。

＊

斎藤　それでは、原点に戻って、ちょっと愛さんから話を聞いてみることにしよう。NBMの基本姿勢は、患者さんのお話を丁寧に聴くことだからね。愛さん、自分の性格に関係したことで思いつくことを、何でも良いから話してくれませんか？

愛　え、私って患者さんなんですか？　分かりました。えーっと。私って、前にも話したと思うんですけど、何と言うか、内向的な性格じゃあないかって思うんです。

斎藤　なるほど、内向的な性格ですか。どうしてそう思うようになったのか、もう少し詳しく聞かせてください。

愛　はい。私って小さい頃からどちらかと言うと、大勢の人と一緒に何かするのって苦手だったんです。今でもそれは変わってなくて、どちらかと言うと、みんなで行動するより一人でマイペースで行動する方が楽なんです。でも最近まで、あまりそれで苦労したことはなかったんですけど、学年が上になってきたら、実習なんかでグループで行動することが多くなってくるじゃないですか。それで、こういう自分の性格を変えないといけないんじゃないかと思うようになってきたんです。もう少し外向的に振る舞えるようにしなくっちゃって…。

誠　ふーん。愛さんが他の人と一緒に行動するのが苦手だなんて知らなかったなぁ。愛さんはいつもみんなの中に自然にとけ込んでいるように見えるけど。

愛　それは、自分で言うのも変だけど、私なりに気をつかって努力してみんなに合わせているからなの。でも、そればかり続くと、正直言って疲れちゃうのよね。

斎藤　なるほど。みんなと一緒に行動することはできないわけではないけど、いつも気を配っているので疲れてしまうというわけですね。だから、時々は自分一人になれる時間を確保する必要があるというわけですね。

愛　はい。そのとおりです。

斎藤　ちょっと確認したいのですが、一人でいること自体は苦にならないのですか？

愛　そうです。もちろん、いつも一人ぼっちだったら寂しいですけど、一人でいることのできる時間を確保していないと、何か疲れちゃうんです。一人で好きなことをしている時は、ホッとできるし、元気が回復しますね。

斎藤　なるほど。一人でいる時は、どんなふうに過ごしているのですか？

愛　好きな音楽を聴いたり、好きな本を読んだり、あと、ぼーっとしていることも多いです。色々考え事をすることは好きですね。

斎藤　なるほど。それは結構ですね。ところで、愛さんがさっき言った、「外向的な振る舞いができるようになりたい」ということなのですが、愛さんにとって、外向的というのはどういうことだと思うのですか？

愛　そうですね。他の人と一緒に行動したり、おしゃべりをしたりする時に、いちいち気を使わなくとも、自然に明るく振る舞えるようになりたいです。それと他の人と一緒にいる時間を楽しめるようになりたいです。正直言って、自分の今の性格だと、長時間、他人と一緒にいるのが苦痛なので、これだと社会に出た時に困ると思うのです。

斎藤　なるほど、そうなのですか。自分の性格について、とても良く考えていますね。

愛　そうでしょうか？

斎藤　それじゃあ、ちょっとまとめてみます。愛さんは元々、他人に合わせて行動するよりは、自分のペースで過ごすことの方が自分に合っていると感じていたのですね。他人に合わせることはできるのだけれど、いつも気を配っていなければならないと疲れるので、一人で過ごす自分の時間を大切にするようにもしてきたのですね。だけど、最近になって、他人と一緒に行動することについて、もっと自然にできるように、そして、もっとそういうことを楽しめるようになりたいと感じるようになってきたということですね。そして、そのためには、自分の内向的な性格を変えたいと思っているということですね。

愛　はい。そのとおりです。

斎藤　最後に一つ聞きたいのですが、自分としては、ここがもう少しこうなったらいいんだけれどなぁ、というようなこと、何でも良いのですが思いつくことはありませんか？

愛　ええ、そうですねえ…。今、話していて気づいたのですが、もしかすると、私はそんなに無理に自分を変えなくても良いのではないかという気がしてきました。考えてみると、私はいつも「私はもっと外向的にならなければいけない」と思ってきたんですね。だから、他人と一緒に何かしなければならない行事とかがあるたびに、「こういうことが苦手な自分ってダメなんだ」と思っていたんです。でも、一人の時間を楽しむってことは、私にとっては大切なことです。自分にできる範囲で、他人と合わせる努力はこれからもしますけど、自分自身をすっかり変えてしまう必要は無いんじゃないかなぁ、って思えてきました。

誠　愛さん！　僕もそのとおりだと思うよ！　愛さんは愛さんのままで良いし、それで十分うまくやれていると僕は思うなぁ。あ、だけど、自分を良い方に変えていきたいという愛さんの気持ちも素晴らしいと思う。でも愛さん自身の良いところまで変えようとする必要なんか無いと思うよ。

愛　誠君、ありがとう。そう言ってもらえて、とてもすっきりしたわ。

斎藤　はい。ご苦労様。それじゃあ、この会話はここで終わりにして、少し別の角度から今の問題を考えてみようか。

＊

誠　うーん。これで話は終わりですか？　何となく話はまとまったし、それはそれで良いと感じるのですが、冷静に考えてみると、実は何にも解決していないって気がするのですが。

愛　うーん。そうでもないわ。何か、自分で考えていたことを言葉にして話してみて、先生に聞いてもらっているうちに、何となく自分のなかですっきりした感じがしたの。そうしたら、今までは「自分の内向的な性格が嫌だ」といつも感じていたのに、「これも自分の性格だから、それはそれでいいんじゃないかな」って思えてきたのね。これって何なのかしら。確かに、私の性格の問題が解決したわけでも何でもないのにね。

斎藤　まあ、ただ話を聞いているだけで、ここまでのことが起こるというのは滅多に無いのは確かなのだけれど、愛さんの場合は、問題がそれほどこじれていなかったということと、愛さんは自分で自分を洞察する力が強いということなのだろうね。だから、ただ自分で語っているうちに、自分自身のものの見方が変化して、問題は「解決」されていないのに、問題自身が「解消」してしまったということではないだろうか。

愛　確かにそうなのでしょうが、たぶん自分で考えているだけじゃあ、こうはならなかったと思います。先生が真剣に聴いてくださったので、自分の考えが整理できたし、途中で、「ああ、そうか！」と気づくことができたのだと思います。

誠　うーん。確かに、問題を解決しよう、解決しようと力んでいるだけでは、こういうふうにはならないと僕も思います。あれ、でも話をまた戻すようですが、外向的とか内向的とかいう性格の問題は結局どうなったのでしょうか？

斎藤　そうだね。ここで起こったことを正確に説明することは、とても難しいと思う。でもちょっと理屈っぽくなるけど、せっかくだからもう少しそのへんのところを説明する努力をしてみようか。

愛・誠　はい。お願いします。

＊

斎藤　ちょっと理論的な話をするよ。でもこれから話すことの多くは、私が個人的に考えていることで、多くの人に認められている定説ではない。

誠　はい。先生、それは分かってます。先生のおっしゃることを頭から鵜呑みにしたりはしませんからご安心ください。

愛　そうです。私たちは、先生のお考えが聞きたいのです。一般論が聞きたいわけではありませんのでご心配なく。

斎藤　そうか。そうか。そこさえ分かっていてもらえれば、僕も遠慮せずに話せるというものだ。性格というものをどう扱うかということを物語の観点から考えるならば、二つのことが重要だと思う。それは物語というものは、人間の考えや行動の「基盤」になっていると同時に「道具」として役立てることができるということだ。

誠　……(>_<)……覚悟はしていましたが、難しいですね。

愛　……(-_-;)……まあ、ここは先を続けていただきましょう。

斎藤　今回の場合を例にとれば、「内向的な性格／外向的な性格」という一つの「性格物語」が愛さんにとって問題になっていたわけなんだけど、愛さんにとって重要だったのは、実は「内向的な自分を否定して外向的な自分に変えなければならない」という物語だったのではないだろうか？

愛　…そう言われればそのとおりですね。でも今は、正直あまりそういう感じはしないんです。「内向的な自分も自分なのだから、それは無理に変える必要は無いんじゃないか」という気持ちが強くなっています。あ、でも外向的なのがだめだというわけではなくて、誰とでも自然にコミュニケーションできる自分というのは、やっぱり私の理想なんです。でも、そんなふうに完全に自分を変えてしまうことは無理だし、その必要も無いと、今は思っています。

誠　ふーん。何だか今の話って、何回か前の「いやな気分をどうするか」の時のパターンに似ていますね。

愛　あれ、そう言えばそうね。…確かあの時は、論理的信念と非論理的信念のお話をうかがったのでしたよね。

誠　そうか！「悪い性格を良い性格に変えなければいけない。そうでなければ私はダメ人間だ」というのは、非論理的信念ですね。なーるほど。エリス先生の言う「信念」ってのは、一つの物語なのですね。

斎藤　そうそう。良いところに気がついているね。そうすると、愛さんはどういうふうに自分の物語を書き換えたということになるのだろう？

愛　そうか！　私の物語は「私はダメな自分を変えなければならない」という物語から「私は私自身であって良いのだ」という物語に書き換えられたのですね。これを、エリス先生流に表現すれば、「私は外向的でありたいし、そうであればそれに越したことは無い。しかし、そうでなかったとしても、私はダメ人間というわけではない」という論理的信念に書き換えられたということになりますね。

斎藤　そうそう。そのとおりだと思うね。

＊

誠　ふーん。でも不思議ですね。エリス先生の認知療法（論理療法）は、信念をダイレクトに書き換える方法でしたよね。でも今回の愛さんと斎藤先生のやりとりの中では、そんな「信念の書き換え」なんて話は全然出てきませんでしたよ。

斎藤　誠君、いいところに気がついたね。それでは、その代わりに私と愛さんは何について話をしていたのだろうか？

愛　えー！　自分では何について話していたかなんてはっきり思い出せませんよぉ…。そうですね。思い出してみると、まず、私が自分の性格についてどう思っているかについて、先生は聞かれましたよね。あとは、私にとって内向性とか外向性とかいうことはどういうことなのかとか、どうなったら良いと思うのかといった話かなぁ…。

誠　うーん。面白いことに気づきました。先生と愛さんとの会話の話題は、内向的性格と外向的性格についてであって、書き換えについては何も触れられていないのに、結果的には愛さんは、内向的性格物語を外向的性格物語に書き換えたのではなくて、「外向的でなければならない」という物語から「どちらでも良い」という物語に変わったのですね。

斎藤　そう、そのとおり。ここはとても複雑なところだが、大切なところだと僕は思う。実は、「内向性／外向性」という性格の物語は、私と愛さんとの対話の中では、「対話の道具」として使われていただけなんだ。書き換えなければならない物語は、愛さんの深いところにあって、それは「基盤としての物語」なんだ。これを直接書き換えることはとても難しい。だけど、それが変わるためには、「道具としての物語」が必要で、それが今回は「性格という物語」だったと考えたらどうだろう。ちょっと分かりにくいのは、この「基盤としての物語」と「道具としての物語」は、もちろん全く同じ物語である必要は無いのだけれど、実は全く別の物語でもないのだよ。それにしても誠君はこんな複雑なことを良く理解できるね。たいしたものだ。

誠　へへっ。僕もそう思います。何かに乗り移られたんじゃないかと思うくらい、今日は自分でも頭がさえていますね。

愛　…確かに…。でも、これはもしかすると、単に話を早く終わらせたいという、作者の都合なんじゃないかと思うのですが。

斎藤　…（^_^;）…おっと、それはここでは言わないことにしておく約束だよ。それじゃあ、今日はこのくらいで…。またいつでも遊びにおいで。

誠・愛　はーい。どうもありがとうございました。またよろしくお願いしまぁす。

講座第十二回　腰痛のエビデンス

富山大学の斎藤教授の研究室である。今年は本当に暖かい。梅の花がほころび、花粉症も花盛り（?）である。

*

誠・愛　こんにちは。先生、おじゃまします。
斎藤　やあ、いらっしゃい。ちょっと待ってね。…どっこいしょ。
愛　あれ先生！　どうされたんですか？　いつもと動きが違うようですけど。
誠　あれ、ほんとだ。先生、どこかお悪いんじゃあないですか？　動くのが辛そうですよ。
斎藤　ああ、ごめんごめん。実はちょっと腰痛でね。動くのが辛いんだ。今、お茶を入れるから…いてて…(▽_△)。

愛　先生！　お茶は私が入れます。無理なさらないでください。

誠　そうですよ。先生はもうお年だし、腰痛って頻度の高いコモン・プロブレムですから、まあしかたがないとは思うんですが、やっぱり先生が具合悪いと心配です。

愛　そうですよ。人間という動物が立って歩くようになってから、腰痛は人類にとって避けられない病気になったと授業で習いました。国民の七十パーセント以上の人が生涯のいずれかの時点で腰痛を経験するんですって。それに毎年、成人の十五から四十パーセントが腰痛に罹患するそうです。でも、先生にはやっぱり早く治っていただかないと、色々お話が聞けないので困るんです。

斎藤　…(-_-;)…どうも君たちの話ぶりからは、あまり同情心が感じられないなぁ。

誠　すみません。ついつい、授業で色々医学的なことを学ぶと、ものごとを第三者的に考えるようになっちゃうんですよね。

愛　病気についての客観的なエビデンスの知識が増えることの弊害ですね。

斎藤　…君たちの場合は、元々のような気もするけどね。まあいいや。ちょうど良い機会だから、今日は腰痛のことについて一緒に勉強しようか。

誠・愛　わぁ、勉強になります。お願いしまぁす。

＊

斎藤　それじゃあ、腰痛について知られている最近のエビデンスのことを調べてみよう。ちょうど君たちは授業で習ったばかりみたいだけど、この辺りの分野のことは、最近どんどん情報が新しくなってくるからね。もしかしたら、もう古くなっている部分があるかも知れないけど、今日の勉強の資料にするのは『日本語版クリニカル・エビデンス issue9』という本だ。この本は二〇〇四年の発行だから、収められている情報は一九九〇年代の後半から二〇〇〇年代の前半のものが中心だ。エビデンスというものは、常に最新のものを利用しないといけない。

誠　EBMを実践するには、コンピューターで検索できるエビデンスの二次資料のデータベースを利用すると良いって、授業で習いましたし、先輩の中にはもうそれを使いこなしている人もいますよ。

斎藤　なかなか、たいしたものだね。EBMについて語る人は多いけど、日常そういう形で実際に使いこなしている人って、まだまだ少ないからね。

愛　あのー。ちょっと質問があるのですが。

誠　あれ、どうしたの、愛さん。

＊

愛　あのねぇ、いきなりエビデンスの検索の話になったけど、EBMのステップから言うと、その前にやらなければならないことがあると思うのよねぇ。EBMのステップの第一は、「問題の定式化」でしょう。まず斎藤先生の問題は何か、についてちゃんと考えないと、先に進んじゃあいけないと思うのよね。そもそも斎藤先生の問題が「腰痛」だとしても、どういう種類の腰痛で、何が解決すべき問題なのかは、斎藤先生からよくお話を聴かなければ分からないわ。

誠　あ、そうか。これは一本とられたね。確かにそのとおりだ。コンピューターや書物でエビデンスを調べるのはステップ②「情報の検索」だものね。その前にステップ①「問題の定式化」をしないと、エビデンスの調べようがないね。

斎藤　そうそう。ここは大切なところだね。ほとんどの人は、まず先に調べやすいところからエビデンスを調べて、それを患者さんに当てはめようとする。ＥＢＭの進め方はその反対なんだ。あくまでも目の前の患者さんからスタートするのだよ。でも、それが実行されることは少ないのが現実だね。しかし、君たち、偉いなぁ、よく分かっているね。

愛　はいはい。誉めていただけるのはうれしいのですが、例によって誉め合いっこしていても先へは進みませんよ。先生、腰が痛いということについて、もう少し詳しく話してください。

*

斎藤　…(-_-;)…何か、圧迫感じるなぁ。まあいいだろう。極く簡潔にまとめてみよう。僕が初めてひどい腰痛になったのは、もう二十年以上前なんだ。その時は原因不明の「いわゆる急性腰痛」って言われたね。いわゆる「ぎっくり腰」ってやつだね。それは一週間くらいで治ったんだが、その後一、二年に一度、数日動けなくなるくらいの痛みがあって、それ以外はそれなりに生活していた。ところが五年ほど前から、腰痛の他に足のしびれがでてきた。しかし、それでもそれなりにやっていたのだが、一週間ほど前にガーデニングの最中に腰が重くなって、翌日から腰痛と足のしびれがひどくなり、今日に至る…とまあ、こういったところだね。

誠　…さすがに、要領を得たお話ですね。患者さんがみんなこういうふうに話してくれたら、医者も楽なんだけどなぁ。

愛　あーら。それって、医療者側の勝手な都合じゃあないの。患者さんには患者さんの語りたいことがあるのよ。それを大切にしなくっちゃね。

誠　あー。また一本とられた。確かにそのとおりだね。まあそれはそれとして、今の斎藤先生の話だと、どう問題を定式化するの？

愛　そうね。「急性腰痛に対する治療法の効果は何か？」ってところじゃないの？　それで、色々な治療法の効果のエビデンスを比べて行けばいいんじゃない？

誠　ふーん。確かにそれでいいような気がするね。…ぱらぱらぱら…と。お、あったあった。「筋・骨格系疾患」の章に、「腰痛および座骨神経痛（急性）」という項目があるぞ。

愛　あれ、ちょっと待ってよ。その他に「腰痛および座骨神経痛（慢性）」というのもあるわ。あ、「腰椎椎間板ヘルニア」という項目もある。えーっ。斎藤先生の場合、どれに当てはまるのかしら？

誠　斎藤先生の場合、「椎間板ヘルニア」だっていう証拠はまだ無いんじゃないの。だから、それ以外の腰痛と、とりあえず考えていいんじゃあないかなぁ。それと、今回、痛くなってから、まだ一週間くらいしかたっていないから、とりあえず「急性腰痛」ということで良いと思うけど。

愛　うーん。でも斎藤先生の腰痛って、二十年前からあるんでしょう。それに最近はそれなりに元気にやっているっていっても、完全に良くなってはいないんじゃないかしら。それって、「慢性腰痛」って言った方がいいんじゃないかしら？

誠　斎藤先生、どっちが正解なんですか？

斎藤　はっきり言って分からないね。

＊

愛・誠　えー！　ご自分の病気のことでしょう！　それに斎藤先生は医者ですよね。先生が分かんないんだったら、世界中の誰も分かりませんよぉ！

斎藤　まあ、まあ、君たちの言いたいことは分かるんだけどね。「急性」と「慢性」の区別って、みんなはっきりしていると思っているようだけど、実は考えれば考えるほど分からないところがあるんだよ。そもそもこの本にはどう書いてあるか、誠君、読んでみたまえ。

誠　はい。えーっと、「十二週未満持続する腰痛を急性と定義し、十二週以上持続する腰痛を慢性と定義する。急性腰痛は通常自然治癒するが、二から七パーセントは慢性になる」。

愛　分かりやすいじゃないですか。斎藤先生の場合は持続が一週間以内ですから、急性腰痛ですね。

誠　あれ、でも斎藤先生のお話だと、その前から、痛みと足のしびれが時々あるんですよね。それじゃあ、今までも、きちんと治っていないのではないですか？

斎藤　そうそう。その状態が「治っているのか」「軽快はしているが持続しているのか」は、自分でもよく分からないね。尋ねられたらどちらかと答えるだろうけどね。それとね、もう一つ問題がある。今回の強い痛みは、始まってからはまだ一週間だけど、十二週間以内に治るかどうかはまだ分からない。

愛　あ、そうか。治るのが急性で、治らないのが慢性だったら、初めて腰痛が起こった人の場合、急性かどうかは、理論的には十二週たってみないと分からないということですね。

誠　ということは、痛みが起こってしばらくの間は、厳密には急性腰痛という診断はできないわけだから、目の前の人の治療方針を決める時に、急性腰痛のエビデンスは使えないということになりますね。

斎藤　そうそう。まあ、こういったことは、問題としては微妙かも知れないけどね。みんなが当たり前と思っていることが、必ずしもそうではないということの一つの例だね。でも、おそらく実際の場合は、明らかな慢性腰痛でない人の腰痛は急性だろうと考えても大きな問題は無いということなのだろうね。

＊

誠　それじゃあ、そういうことで、斎藤先生の腰痛は実は急性か慢性かはっきりしないし、椎間板ヘルニアの可能性も否定はできないのだけれど、とりあえずは、急性腰痛であるとして、エビデンスを調べてみることにします。

愛　なーんか、はぎれ悪いなぁ。

斎藤　まあ、実はエビデンスというものは、常にこの程度のあいまいさを含むものだということだね。それをはっきり意識することはむしろ大切なことだ。

愛　それで誠君。急性腰痛に効果の有る治療的介入ってどんなのがあるのよ。

＊

誠　えーっとね。「有益である」とされているのは、「活動性を維持するよう助言すること」と「非ステロイド性抗炎症薬」の二つだね。「有益である可能性が高い」のは、「行動療法」「集学的治療プログラム」の二つ。あとはたくさんの治療法があるけど「有益性と有害性のトレードオフ」「有益性不明」「有益性に乏しい」「無効あるいは有害」に分類されているね。

愛　何か、全体にパッとしないわね。腰痛の治療法ってたくさんあると思うけどなぁ。

誠　それじゃあ、愛さん、思いついた治療法を言ってみてよ。ここに書いてあることを答えるから。

愛　分かったわ。えーっと、それじゃあね。まず、「牽引」。足を機械で引っ張るってやつね。これってよくやられているわね。

誠　有益性不明だね。複数のＲＣＴ（無作為割付試験）の結果が食い違っている。

愛　マッサージ。

誠　それも有益性不明。ＲＣＴはあるけど結果は不十分なんだって。

愛　コルセット。

誠　有益性不明。ＲＣＴが無いらしい。

愛　カイロプラクティック。

誠　有益性不明。複数のＲＣＴの結果が食い違っている。

愛　暖める、冷やす。

誠　どちらも有益性不明。研究が不十分。

愛　なーんか、もう嫌になってきたわ。他にはどんなのがあるの。

誠　そうだね。他に有益性不明なものは、バイオフィードバック、ステロイドの硬膜外注射、腰痛教室、鍼などだね。もちろん、有益性不明ということは、必ずしも個々の人に絶対に効かないということではないと思うよ。

愛　じゃあ、はっきり害が有るという治療法はあるの。

誠　はっきりしているのは「安静」だね。それと、有益性が乏しいことがはっきりしているのは「腰痛体操などの運動」だ。

愛　えー。何それ。腰が痛い時って、「安静」にするのが普通でしょ。それとお医者さんでよく勧められるのは「腰痛体操」よ。どちらもむしろ害が有るなんて、信じられないわ。

誠　そうなんだよ。僕もびっくりしたんだけど、今のところ、効果が有るということがはっきりしているのは、「非ステロイド性抗炎症薬＝痛み止め」を飲むことを除けば、「活動性を維持するよう助言すること」だけで、これって要するに、「安静にし過ぎず、無理な運動もせず、普通に過ごす」ってことだね。

愛　うーん。ちょっと信じられないわ。それじゃあ、少なくとも急性腰痛に限れば、今までの治療はほとんど意味が無いということじゃあないの。これじゃあ、整形外科の先生だけじゃなくて、理学療法士さんや、柔道整復士さんや、整体士さんも困っちゃうと思うけどなぁ。

＊

斎藤　まあ、このエビデンスを見れば、そう考えたくなるのも無理は無いね。僕自身はこれらの研究結果はある程度信用している。ただし、これらのエビデンスの解釈は、慎重にする必要がある。

誠　どういうことですか？

斎藤　今日は時間が無いので、詳しくは触れられないが、「慢性腰痛」に対する有効性の方を見ると、運動、鎮痛薬、腰痛教室、マッサージ、局所注射などにも一定の有益性のエビデンスが有ることが分かっている。そうすると、この結果はさっきの話題にも出た、「急性腰痛」であることの特殊性と関係している可能性がある。

愛　そうか、分かったわ。「急性」であるってことは、定義上、「自然に治る」ということですものね。

誠　あっ、そうか。自然に治るということは、普通に生活しながら時間を稼げば、良くなっていくということですよね。そうか、なるほど。急性腰痛についてのエビデンスの結果を全部見渡せば、まさにそういうことが証明されているということですね。

斎藤　そう、そのとおり。一つひとつの研究を詳しく見ていないので、断定的なことは言えないが、急性腰痛の治療効果に関する研究は、あくまでも短期間の観察で、しかも慢性腰痛の人は最初から除かれている。研究対象の人々は、元々、定義上自然治癒がほぼ約束されている人たちだ。だから、余計なことをせずに普通に生活することを勧めることが、一番効果が有るのはある意味、当たり前だ。しかし問題は、痛みがある間、精神的に安定した状態でじっと治るのを待ち続けるというのは、結構、難しい。だから、その間に、あの手この手の治療手段を行って時間を稼ぐというのは、それなりに意味がある。それが害の無い治療法でさえあればね。

誠　なーるほど。そうすると、害の無い手当をしながら時間を稼ぐ、というのが一番利口なやりかたということになりますね。

愛　それで納得いきました。だから斎藤先生も、あまり特殊なことをせずに、普通に生活しておられるのですね。

斎藤　そういうことになるね。その方が、時間も医療費も節約できるということでもあるしね。

誠　それに、エビデンスの観点から見ても、先生の行動は間違っていないということですよね。

斎藤　実はそうでもない。内緒にしていたけれど、実は僕の場合は、はっきりした腰椎椎間板ヘルニアなんだ。だから急性腰痛のエビデンスは、直接は当てはまらないのだよ。

愛・誠　えー！　先生ずるいっすよ。そんなこと言ってなかったじゃあないですか！

＊

斎藤　まあ、まあ。別にだましていたわけではなくて、口を挟む暇がなかっただけだよ。実は、五年ほど前にＭＲＩという検査を受けてね。そこで、椎間板ヘルニアがあるということがはっきりしたというわけなんだ。

誠　へー。そうなんですか。そうするとその時点で、ちゃんとした病気だということがはっきりしたんですね。

愛　あーら。誠君、その言い方変だわ。だって、ヘルニアでなくたって、腰が痛いというだけで立派な病気じゃないの。そもそも病気って、患者さんが苦しいってことでしょう。検査で異常があれば初めて病気だと認められるなんて変だわ。

誠　なるほど、そう言われてみればそうですね。今まで調べてきた急性腰痛、慢性腰痛のエビデンスって、椎間板ヘルニアなどのはっきりした原因が証明されたものは除かれているんですね。

愛　『クリニカル・エビデンス』を読むと、「腰痛の症状と、病理所見およびＸ線所見はあまり相関しない。疼痛は八十五パーセントの人において非特異的である。プライマリ・ケアにおける腰痛の人の約四パーセントは圧迫骨折であり、約一パーセントは腫瘍であり、椎間板ヘルニアの有病率は約一から三パーセントである」と書いてありますね。

誠　うーん。普通の医学の教科書には、椎間板ヘルニアとか、脊髄腫瘍とか、腰椎滑り症とかの病名毎に説明が書いてありますよね。でもエビデンスを調べると、原因がはっきりしている腰痛の方がずっと少ないのですね。

斎藤　その辺りはとても大切な点だ。ＥＢＭが出現して、臨床医学が一番変わったところだろうね。ＥＢＭ以前には、原因の分からない腰痛などは、はっきり言えば、病気としては扱われていなかったとさえ言える。ということは、大部分の腰痛については、どういう治療法が良いのかという科学的なデータが蓄積されることも無かったと言って良い。ＥＢＭが臨床疫学という発想を医学に持ち込むことによって、いわゆる「ありふれた病気」をどう扱えば良いかということがようやく分かるようになってきたということだね。

愛　それって、患者さんにとっては、とても大切なことですよね。

誠　それは、僕も賛成です。でも斎藤先生の場合は椎間板ヘルニアだということが証明されていますから、原因不明ではないということですね。そちらの方のエビデンスを調べなければならないということになりますね。

愛　でもそれって何だか変だなぁ。だって、五年前までの先生の病気は十五年間「原因不明の腰痛」で、五年前から急に「椎間板ヘルニア」になったんですか？　検査をした日を境にエビデンスが全く変わっちゃうなんて、何か納得いかないんですよね。

誠　でも、それって、正しい診断がそこで分かったってことだから、それで良いんじゃないの？

斎藤　まあ、誠君のように考えるのが普通ではあるのだがね。ちょっと、もう少し先を調べてみたまえ。

愛　えーっと。腰椎椎間板ヘルニアへの介入オプション（治療法）で…「有益である可能性が高い」のは、「脊椎徒手整復」と「椎間板切除術」だけですね。あとの治療法は、急性腰痛の時とほとんど同じようなラインアップですが、軒並み「有益性不明」か「有益性に乏しい」ですね。

誠　あちゃー。先生お気の毒様です。手術するか、カイロプラクティックへ行くしかないということですね。

＊

斎藤　単純に読むと、そういう風に見えてしまうのだけれど、もう少し続けて読んでみてくれたまえ。手術のところにはどう書いてあるかね。

誠　えーっと。「一件のＲＣＴから標準椎間板切除術は保存療法（理学療法）に比べて、一年時点では自己報告による改善が有意に増加するが、四年、十年時点では増加しないことが見いだされた」と書いてありますね。ということは、手術しても、良くなるのは一時的で、時間がたつとその効果は保存療法と変わりなくなってしまうということですね。

斎藤　そうそう、そのとおり。その話を聞くと、僕としてはあまり手術は受けたくないなぁと思うわけだ。

愛　でも、そのまま放っておくと、いつまでたっても良くならないんじゃないですか？

斎藤　では、予後のところを読んでみてくれたまえ。

誠　えーっと。「大多数の人では通常臨床的改善が得られ、六週間後まだ手術を考慮するに十分な疼痛がある人は約十パーセントに過ぎない。逐次的ＭＲＩにより、椎間板の脱出した部分は経時的に退行し、三分の二の人では六ヶ月後時点に、部分的から完全に消失することが示されている」。

愛　えーっ！　それじゃあ、椎間板ヘルニアって、かなりの率で自然に治るってことじゃあないですか。

斎藤　そういうことになるね。少なくとも手術をしなくとも軽快していくことは、かなり期待できるということだよ。しかも、その間に、特殊な治療をしても、他の治療より確実に良いものはほとんど無いということだ。だから逆に言えば、症状さえひどくなければ、それなりに過ごしながら、時間が経つのを待つということは、十分正当性が有る考え方だということになる。

誠　へー。意外でした。原因不明の腰痛が自然に治るというのは、まだ納得できますが、まさか椎間板ヘルニアのようなはっきりした生物学的異常が、それと同じような経過をとるなんて、今まで知りませんでした。

愛　なーるほど。それで先生は、「痛い、痛い」と言いながら、何にもしないでおられるのですね。

斎藤　まあね。でもこれは、どんな治療も意味が無いと考えているわけじゃないんだよ。何度も言うように、痛みを抱えながら時間を過ごすということは、簡単なことじゃないからね。それに、緊急介入が必要な馬尾症候群なんていう状態になってしまうことも無いわけではない。だから専門家に色々な手当をしてもらいながら過ごすということは、とても大切なことだ。でも、その時の治療法が本当に他の治療より優れているかどうか、ということは別問題だということだね。

＊

誠・愛　なーるほど。とてもよく分かりました。

斎藤　そうか、そうか、それは良かった。それじゃあ、せっかくだからもう一杯お茶でも入れよう…（グキッ！）…。

誠・愛　あっ、先生！　大丈夫ですかぁ。

斎藤　いててて…（>_<）…まあ、こういうこともあるさ。それじゃあ、この次までには良くなっていると思うから、また今度ね。

誠・愛　はーい。それじゃあ、先生もくれぐれもお大事に！

【文　献】
日本クリニカル・エビデンス編集委員会監修『クリニカル・エビデンス issue9 日本語版』日経BP社、二〇〇四年

講座第十三回　医療と物語

　富山大学の斎藤教授の研究室である。九月の半ばというのに、三十度を越える強烈な残暑である。晴れわたった空と強烈な日差しが照り返している。

＊

誠・愛　こんにちは。先生、おじゃまします。
斎藤　やあ、いらっしゃい。九月だというのに暑いね。
愛　本当ですね。でも先生、以前お邪魔した時は、腰痛と花粉症でたいへんそうでしたけど、今日はお元気そうですね。
斎藤　ああ、ありがとう。腰痛も花粉症もすっかり良くなったよ。エビデンスが示す予測がぴったり当たったということだね。

誠　何よりです。身体の調子さえ戻れば、先生には何の問題も無いですよね。

愛　そうそう。先生って、精神的にはタフそうですものね。

斎藤　そうでもないよ。僕だって、色々悩んだり、落ち込んだりすることもあるよ。

誠　え！　嘘でしょ！　とてもそうは見えませんけど。

愛　そうですよ。先生ほど、何かでくよくよしたりということと無縁な方ってちょっといないと思いますが…。

斎藤　あのねぇ、他人のことを鈍感の代名詞みたいに言っちゃあいけないよ。でも確かに、医者という商売は、何か悪いことが起こりそうになったり、実際に起こったりすることはしょっちゅうあるからね。いちいちそのたびに徹底的に落ち込んでいたら身がもたない。そういうことに対する耐性はある程度、養っておかないとねぇ。

誠・愛　えっ！　そう言えば、斎藤先生ってお医者さんだったのですね。すっかり忘れていました。

斎藤　おいおい(-_-;)。

＊

愛　そう言えば、最近は医療をめぐって気の重い話が多いですね。

斎藤　学生の君たちでもそう感じるのかね。

誠　先生、そりゃあそうですよ。もうお医者さんとしては引退同然の斎藤先生と違って、僕たちはこれからの医療を担っていくんですからね。切実な問題ですよ。

斎藤　はあ、引退同然ね(-_-;)。まあ嘘とは言えないけど…。

愛　私、世間でよく言われているような「医療崩壊」なんていうものの見方には、ちょっと賛成できないのですが、それでも身近な問題として、色々考えさせられることがあります。

誠　そうなんです。センセーショナルに雰囲気を煽るのではなくて、僕らはもっと地道に、具体的にものごとを考えていかないといけないと思います。

斎藤　…あいかわらず、君たちはしっかりした考え方をしているね。良かったら、何か具体的な例があったら話してくれないかな？

＊

愛　はい。それじゃあちょうど良い機会ですから聞いてください。数日前にある新聞に、投書が載っていたのです。それを読んで、ちょっと色々考えさせられたものですから、誠君とも先日、話していたんですけど、まだ何だかすっきりしなくって。

斎藤　それはちょうど良い。愛さん、それについて少し詳しく教えてください。

愛　それじゃあ、私が読んだ投書（1）について、お話させてください。これは、お子さんが盲腸で入院したという体験をきっかけに投書されたもので、タイトルは「高飛車な医師技量不足では」というものです。この投書をしたお母さんを仮にAさんとしておきます。Aさんのお子さんは、昨年の末に盲腸で、ある病院へ入院しました。その投書を少し長くなりますが、引用してみます。

「高飛車な医師技量不足では」

「病院に笑いを」（一日朝刊）を読み、昨年末に息子が盲腸で入院した時のことを思い出しました。隣のB区の病院でした。

感心したのは、そこでは、医師・看護師に笑顔があふれていたことです。医師の中には、高飛車な態度の物言いをする人も多くいるのに、息子も私もこんな病院があるのかと驚きました。

その後まもなく息子は再び腹痛を起こし、近所の大学付属病院に急患でかかりました。そこの小児科医は無表情に息子の腹に聴診器を当てて「風邪による腹痛ですね」と診断しました。腹部の真新しい傷跡についても尋ねず、患者の顔もろくにみないので、不安になって「最近一カ月以内に盲腸の手術をしました」と報告すると、「それはもう治っているでしょう」と、素人は口を出すな、と言わんばかりの不快な顔をされました。

ところがその晩一晩、息子は尋常でなく苦しみ、近所のかかりつけの胃腸科に駆け込むと、レントゲン検査の結果、盲腸手術に起因する腸閉塞と判明。そこから件のB区の病院に再入院し、命拾いしたのです。

医師個人の技量が足りないと、笑顔になる余裕もないということでしょう。病院だからこそ、笑顔も笑いも必要なはず。治療にもなるはずです。病院職員の笑顔は、患者を安心させる証しであると痛感しました。

＊

斎藤　なるほど。迫力のある内容だね。で、君たち、このAさんの投書を読んでどう感じたの。

誠　はい。笑顔や笑いといった医療者の態度がすごく大切だということは、そのとおりだと思います。患者さんや患者さんの家族の立場から見れば、僕たちが想像する以上にそれは必要なものだということが、この投書からひしひしと伝わってきました。

愛　それは私も感じました。私たちも、患者さんや家族の方に、安心感をもってもらえるように、医療コミュニケーションの技量をみがかなければいけないと、真剣に思いました。

斎藤　なるほど。君たちの意見はもっともだと僕も思うよ。でもちょっと僕からあえて質問するとね、医療コミュニケーションや医療者の態度が大切だということは、現在の医学教育では常に強調されていることだし、もう君たちはすでに十分に分かっていることだと思うんだ。この投書を読むことで、君たちがそれを今まで以上に強く感じたのはなぜなのだろう。

愛　うーん。確かにそう言われてみれば、何なのでしょうね。

誠　医療者の態度は大切だ！　って、言われるだけじゃあ、「ああ、そうですか」というだけなのですが、こういうふうに具体的な話は、どこか胸にぐさりとくるんですよね。

愛　あ、そうか。今、誠君の言った、「具体的な話」というところにヒントがあるのかも…。そうか、この投書は、単に意見を言うための文章ではなくて、Aさんの具体的な体験の記述なのですね。そうか、それを「物語」とか「語り」と呼んでも良いわけです。これはもしかすると、医療における「物語」の効果なんじゃないかしら。

誠　なーるほど。そう言えば、これはナラエビ医療学の講座なのですから、今回は、エビよりもナラティブのお話、つまり、医療における物語についての良い題材というわけですね。

斎藤　君たちの方からそう言ってもらうと話が早いね。良い機会だから、今回はこの印象深い投書を題材として使わせてもらって、医療における「物語」の意義とか、それを使うとどういう効果が有るかについて少し解説してみようか。

誠・愛　わーい。よろしくお願いします。

＊

斎藤　さきほども君たちが言っていたとおり、Aさんの投書は、単なる意見表明ではない。タイトルの「高飛車な医師技量不足では」というのは、おそらく新聞社側がつけたもので、Aさんが一番言いたいことかどうかは分からない。ここでは、Aさんが語っている「物語」を丁寧に見ていくことにしてみよう。ところで、誠君、「物語」とか「ナラティブ」とかいうものは、一言で言うとどういうものかな？

誠　えー。そんな難しいこと、いきなり僕に説明させるんですか。まあ、斎藤先生はいつもそうですけどね。

愛　物語とは何かということについては、第三回の講座で勉強しましたね。でもずいぶん前の話ですから、私も正確には覚えていないのですが、確か、「体験した出来事を、時間の流れに沿って順序立てて語ること」というようなものだったのではないでしょうか？

斎藤　そうそう。よく覚えているね。と言うか、一般的な物語の定義としては、愛さんの言うのが正しい。Aさんの物語は、息子さんの腹痛という重大な出来事で始まる。そして、その後次々と起こる事件について、時間の流れに沿って語られている。

誠　なるほど。まずB区の病院に息子さんが盲腸で入院して、手術を受けて、退院してすぐにまた腹痛がぶり返して、大学付属病院を受診したけれど、冷たい対応をされた上に、腸閉塞という重大な病態を見落とされて、その後、別の病院を経て最初の病院に戻って、命拾いをした、という流れですね。

斎藤　そのとおりだ。このように、時間の流れに沿って物語は語られる。事実が単に羅列されるのではなく、物語には、始まり、次々と展開する事件、そして終結という時間的な構造がある。起承転結と言っても良い。これが物語の大きな特徴で、アリストテレスはこれを、「時間配列（クロノロジー）」と呼んだ。

誠　えーっ。アリストテレスって、あのアリストテレスですか。「ソ・ソ・ソクラテスかプラトンか、…みーんな悩んで大きくなった～♪」って歌に出てくる…。

愛　…出て来ないじゃあないの！

斎藤　そう、あのギリシア哲学者のアリストテレスの『詩学』という本に出てくるらしい…。

誠　あー、先生、実は原著読んでないでしょう。

斎藤　まあ、まあ。今日の話は、NBMで有名なグリーンハル教授の本（②）からの受け売りだけどね。

＊

愛　まあ、いつものことだから、許してあげましょう。でも、出来事を時間配列に従って語って、それを物語と呼ぶというのは、当たり前みたいな話ですが、確かにそういう話ってインパクト強いですね。

誠　そうそう。何か、他人の話なのに、つい引き込まれて、ハラハラどきどきしてしまうんですよね。

斎藤　そうそう。それが物語の重要な特徴だ。物語を聴いたり読んだりという体験は、単に知識を得るという経験ではなくて、感情をゆすぶられる体験なんだ。つまり聴き手も物語の登場人物になりきって、その体験を共有するということが起こるんだよ。

愛　私、この投書を読んだ時に、他人事だと思えなかったんです。盲腸の手術をお子さんが受けるというだけでも、母親だったらとっても心配な出来事なのに、退院してすぐに、また腸閉塞になって、しかも誤診されて…どんなにか心配しただろうって…。

誠　うーん。いわゆる感情移入ってやつですね。でも僕は、ちょっと言いにくいんですが、逆に大学付属病院の小児科の先生にも同情したんです。

愛　え、それどういうこと？

誠　あのね。この小児科の医師は、お母さんから見たら確かに無愛想に見えたと思うんだけど、小児科って今むちゃくちゃに忙しいんだよね。もしかしたら前の晩、当直でほとんど寝ていないままで外来診療をしていたかも知れないし、元々、無愛想だけど誠実なタイプの先生だったかも知れないだろ。それに、上の年代の先生方って、僕らみたいな医療コミュニケーションの教育を受けてないから…。

愛　うーん。そう言われてみると、私もそこのところはちょっと複雑ですね。確かに、その医師はお母さんに不安な思いをさせたことは確かだし、何よりも、もし腸閉塞を見落としたとすれば、とても怖いことですよね。でも、これも他人ごととは思えないんです。私たちだって、将来、そういう状況で本当に百パーセント誤診や見落としをせずに医療をやっていけるかと問われると、正直言って自信がありません。

斎藤　君たち、とても正直だね。そういう風に、複数の視点からものごとを考えるのは大切なことだ。

愛　そう言っていただくと、ちょっとほっとしますね。

誠　僕もそう思いますが、それだけで問題が解決するわけではありませんし、難しいですね。

＊

斎藤　ところで、今までの話からも分かるように、「時間の流れに沿って出来事を語る」というのが、典型的な物語の特徴なのだけれど、そうすると、聴き手は、語り手や物語の登場人物の視点を共有し、「相手の身になって」それを追体験することになる。特にこの時に強い感情体験を伴うということは重要だ。

誠　なるほど。物語形式で体験が語られることによって、単なる出来事が伝えられるだけではなくて、普通では直接体験することができない、「他者」の体験が共有できるということですね。

愛　ちょっと、どうしちゃったのよ！　誠君。かっこ良過ぎよ！

誠　あれ、僕、今何をしゃべってたんだろう。まるで何かが僕に乗り移って話してたような気が…。

斎藤　まあ、まあ。ちょっと、アリストテレスの話に戻ると、物語の重要な要素として、「時間配列＝クロノロジー」の他に、「事件＝トラブル」と「登場人物の性格＝キャラクター」がある。このAさんの物語において、息子さんの腹痛、盲腸の手術、付属病院での誤診、正しい診断の発見、再度の入院といったことが、一連の事件だ。そして、Aさんの物語の主な登場人物としては、語り手であるAさんの他に、息子さん、最初の病院の医師、大学病院の医師、かかりつけの胃腸病院の医師という三人の医師が登場する。大概の場合、複数の登場人物には、「英雄」「犠牲者」「悪漢」といった役割が振り分けられる。そのような観点からAさんの物語を見ていくとどうなるだろう。

誠 なるほど。Aさんの物語では、「最初の病院のお医者さん」が「英雄＝正義の味方」で、「付属病院の医師」が「悪漢＝悪者」の役割になってますね。

愛 ちょっと、待ってよ。それって、Aさんが勝手に「英雄」と「悪漢」を割り振ったんじゃなくて、現実に最初のお医者さんは、患者さんに親切で誤診をしなかったのに、付属病院の医師は不親切で誤診をしたから、そういうように評価されたんでしょう。

誠 うーん。愛さんの言いたいことも分かるんだけど、僕らが今までに習ったことから考えると、そこはちょっと一歩引いて冷静に考える必要があるような気がするんだ。

愛 どういうこと？

誠 あのね。別に最初の病院のお医者さんにケチをつけるわけじゃあないんだけど、もしAさんの子供さんの二度目の腹痛が、盲腸の手術の後に起こった癒着による腸閉塞だったとしたら、Aさんは「最初の病院の手術が悪かったせいで息子がひどい目に会った」って考えることも可能だったと思うんだ。でもAさんは全然そうは考えていない。

愛 うーん。そう言えばそうね。それって、Aさんにとって最初の医師が信頼できる先生だったからでしょうね。

誠 そう。そこが重要だと思うんだ。確かに最初の先生は、医療者として素晴らしい態度をもっておられる先生なのだと思う。でもそれによって、いったんAさんとの間に信頼関係ができてしまうと、Aさんはその「信頼関係」をベースにして、その後に起こった出来事を意味づけしているように見えるんだ。一番典型的なのは、二度目に入院した時だよね。Aさんは、この体験を「命拾いしたのです」と表現しているでしょ。「また入院することになるなんて、何て不運なんだろう」と表現することもできたはずなのにね。そう考えると、Aさんの物語は「信頼できる医療」から始まって、「信頼できない医療の中での悲劇」を経験したAさんと息子さんが、「再び信頼できる医療へ戻ることによって救われる」という物語だと思うんだ。だから、その時その時の事件や登場人物は、その物語に沿って意味づけされているんじゃないかな。

愛　えー。何かそれって、頭がおかしくなるような話だわ。元々、良い医者とひどい医者が最初からいるわけではなくて、物語の筋書きに沿って、出来事や登場人物が「素晴らしい医者」「ひどい医者」「誤診」「適切な治療」という具合に意味づけされるということね。

誠　そういうことだね。でも一つ大事なことがあって、やっぱり最初の先生との交流からAさんはその先生に信頼をもったわけだし、付属病院の医師の態度から、その医師を信頼できないと感じたわけでしょ。Aさんの物語は、Aさんが勝手に作り出したんじゃなくて、そういった具体的な交流によって作り出されているわけだよね。だから、具体的な交流が物語を作り出し、その物語によって、具体的な交流が意味づけられて、さらに物語が発展していくというダイナミックな構図だと思うんだよね。でもこんなこと考えている医療者って、ほとんどいないんじゃないかなぁ。

愛　私もそう思うわ。それに誠君ったら、本当に今日はどうしちゃったのよ。絶対何かに乗り移られているわよ。

＊

斎藤　今日は、僕の出番が少ないなぁ。今、誠君が言ったようなことを、アリストテレスの言葉で言い換えると、物語の最も重要な要素としての「筋書き化＝エンプロットメント」ということになる。ここでは、「プロット＝筋書き」というのがキーワードだ。プロットには、その物語の中で刻々と起こる事件や、その登場人物を、その都度、意味づけるという強力な働きがある。通常、私たちは、「良い人」や「悪い人」や「幸運な出来事」や「最悪の出来事」が最初から存在していて、物語とは単にそれをつなぎ合わせて報告するだけ、と考えやすいのだが、そうではない。我々は、プロットに従って、出来事や登場人物を意味づけながら、物語を作り上げ、それを交換しながら、物語を紡ぎ出し続けているのだよ。

誠　なーるほど。そうすると、Aさんが体験した出来事は、もちろんAさんと息子さんにとっては、とてもたいへんな災難だったけれど、それをAさんの物語として語る時、それはプロットによって意味づけられている、というわけですね。だから、プロットが違うように形成されれば、同じ出来事でも違う物語になり得るわけですね。

愛　うーん。それって、斎藤先生が「全てのことはそれもまた一つの物語」っていつもおっしゃっているのとつながりますね。でも、私にとって、今回のAさんの投書の物語は、「それは一つの物語だからどうでも良い」とはとても思えないんです。

誠　ああ、それって、愛さんの言うとおりだと思うよ。だって、一つの出来事について多様な物語があり得るってことは、だからそれらの物語に価値が無いってことじゃあなくて、多様な物語の一つひとつが大切だということだからね。これも斎藤先生がいつも言っていることだよ。

愛　なるほど。そうすると、大切なことは、「Aさんの物語が事実かどうか」じゃなくて、「Aさんの物語から何が学べるか」ということね。

斎藤　そうそう。君たちは本当に大切なところをよく分かっているね。そういう意味では、君たちは、Aさんの物語から何を学んだかね？

＊

愛　はい。私、一つ気づいたことがあるんです。私たちは普通、良い医療者のイメージとして、「腕が良い」「患者に優しい」という二つのことを考えると思うのですが、普通は、「優しい医者と、腕の良い医者とどちらがより良い医者か？」というふうに考えていると思うんです。

誠　確かにそうだね。それって、良く言われるよね。「財前教授と里見助教授はどちらが良い医者か？」っていうやつだね。

愛　そうね。でも、Aさんが投書に「医師個人の技量が足りないと、笑顔になる余裕も無いということでしょう」と書いているように、Aさんの物語が主張していることは、「優しさと腕の良さは、二者択一ではない」ということだと思うの。

誠　うーん。これは当たり前のようにも聞こえるけど、これから医療者になる僕たちにとってはある意味厳しいことだよね。医療者の全てがスーパーマンではないからね。でも自分の問題として真剣に考えなければいけないことだね。

愛　そういう意味で、まだすっきりしたわけではないんだけれど、色々考えさせられました。

斎藤　そうか、そうか。今日は僕から付け加えることは何も無いね。まあ、強いて言えば、医療における物語というものは、我々に色々なことを真摯に考えさせるきっかけを提供するということが、一番大切な役割ではないかと思うね。ちょっと気障な言い方をすると「反省的思考（reflective thinking）」なんて言うんだけどね。今日はいつになくまじめな終わり方をするけれど、この問題についてはまたこれからも話し合っていくことにしましょう。それじゃあ、今日はこのくらいで。

誠・愛　はーい。それじゃあ、また、よろしくお願いします！

【文　献】

① 朝日新聞、二〇〇七年九月七日号、「声」欄の投書「高飛車な医師技量不足では」から、固有名詞を除いて引用。
② トリシャ・グリーンハル著、斎藤清二訳『グリーンハル教授の物語医療学講座』三輪書店、二〇〇八年

講座第十四回　大切だけれど目に見えないもの

富山大学の斎藤教授の研究室である。新年早々であるが、今年は暖冬でほとんど雪が無い。

＊

愛　こんにちは。先生、おじゃまします。

斎藤　やあ、いらっしゃい。あけましておめでとう。

愛　あけましておめでとうございます。今年もよろしくお願いしまぁ～す。

斎藤　あれ、今日は愛さん一人なの？　誠君は？

愛　ええ、誠君はお正月、実家へ帰っていたので、今日こちらへ戻ってくることになっています。それで、今日、先生の部屋で直接待ち合わせようって約束になっているんです。まもなくやって来ると思いますけど…。

斎藤　ああ、そうなの。ところで愛さん、今年の正月休みはどうでした？

愛　ええ、今年はのんびり過ごしました。普段は実習で忙しくて、好きな本を読む暇も無いので、この時とばかりに読書しながらごろごろしてましたね。

斎藤　それは良い過ごし方だったね。で、どんな本を読んでいたの。

愛　ちょっと恥ずかしいんですけど、私は昔から、サン・テグジュベリの『星の王子さま』が大好きで、最近新しい翻訳がいくつか出たので、そのうちの一冊を買ってきて読んでました。

斎藤　『星の王子さま』か。うん、あれは良い作品だね。面白いだけではなくて、色々考えさせられるね。

愛　先生もお好きなんですか。うーん。確かに何度読み返しても色々考えさせられることが多いんですよね。あ、そうだ。それで思い出したんですけど、以前から印象に残っている一節があるんです。物語の中に出てくる狐が「本当に大切なものは目に見えない」と言うシーンがあるのですが、この言葉ってすごくインパクトがあります。

斎藤　なるほど…。「大切なものは目に見えない」か…。含蓄のある表現だね…。そのことでちょっと思い出したんだけど、最近読んだ本でそれに関係したことが…。えーっと確かその辺に『バフチン言語論入門』という…。

愛　…あら、誰かノックしていますよ。きっと、誠君だわ。

＊

誠　あけましておめでとうございます。遅くなりました。
斎藤　やあ、いらっしゃい。今年もよろしく。
愛　あら、誠君どうしたの。新年早々あんまり元気が無いようだけど。
誠　え？　ああ、別にたいしたことじゃないんだけど、正月休みの間にちょっと嫌なことがあってね。
愛　あーら。いつも脳天気な誠君でも、へこむことがあるのね。
誠　また、また、えらい言われようだなぁ。
愛　あら、気に障ったらごめんなさい。
斎藤　そうだね。良かったら何があったのか聞かせてくれるかなぁ。もしかしたら今日の講座の話題として使えるかもしれないから。
愛　そうよ。「イヤな気分をどうするか？」（第九回の講座、参照）とかいうのは、この講座の大切な題材だものね。
誠　分かりました。話を聴いてもらえたら、すっきりするかも知れませんので、それじゃあ聴いてください。

＊

誠　実は正月休みに、高校の時の友人の何人かと会う機会があったんです。それで、久しぶりなので話が弾んで、結構、夜遅くなっちゃったんですが、何せ盛り上がってたので、みんなで別の友人の家に行ってみようということになったんです。
愛　はぁ、なるほど。それで、夜遅くにそのお友だちの家に押しかけったってわけね。

誠　そうなんだよ。ところがね、いざ行ってみると、そいつが露骨に迷惑そうな顔をするんだよ。それで何か気まずくなって、早々に引き上げてきたんだけどね。何かその後ずっと気分悪いんだよ。

愛　へー。まぁ、そんなこともあるでしょうね。よく分からないけど、そのお友だちも何か都合があったんじゃないの？

誠　うん。僕もそうは思うんだけどね。もちろん悪いことしたなぁという気持ちもある。だから余計、気分が悪いんだけどね。でもそれだったら、こんな葉書なんかよこさなければいいのに…（ごそごそ）。

愛　あーら、なーに、前に葉書をもらっていたの。ちょっと見せてよ。えーっと、読んでみるわね…。「このたび結婚して、○○市に新居を構えました。お近くにお越しの際は、どうぞいつでもご遠慮なくお寄りください」…。えーっ。ちょっとぉ、これ新婚さんの転居の通知じゃないの。お友だちって新婚さんだったのぉ！！

誠　そうだよ。仲間のうちでは一番最初に結婚してね。それで「いつでも遠慮なくお寄りください」って連絡をくれたから、みんなで行ってみようってことになったのさ。そりゃあ確かに午前一時を過ぎてたし、連絡なしに突然押しかけたのは悪かったけど、それにしてもあの態度はないだろうって…。あいつ、あんなに常識の無いやつだったのかなぁ…。

愛　ちょっと、ちょっと、誠君。そりゃあ常識が無いのはあなたたちの方じゃないの！　いくら正月だからって、新婚さんのお宅に夜中の一時に突然訪問したら、そりゃ誰だって迷惑な顔するわよ！

誠　え、ちょっと待ってよ。じゃあなんで「いつでもお寄りください」なんて書くのさ。それって矛盾してるよ。「いつでも」ってことは「いつでも」じゃない。昔はそんなやつじゃなかったよ。常識がなくなったのは、あいつの方だよ。
愛　あー。やっぱり誠君は誠君だわ。そういう時は空気を読まなくっちゃ。
誠　そんなのおかしいよ。「空気」なんて無色透明だよ。読めるわけないだろう！
斎藤　まあ、まあ。でも、確かにこのエピソードは、今日の話題にふさわしいということが分かったよ。
誠・愛　えっ。どういうことですか？

＊

斎藤　それじゃあ、ちょっと説明してみようか。その前に愛さん、そこにあるそれ、あれしてくれない？
愛　ああ、これですね。はいどうぞ。
誠　…(@0@)！！…。ちょっと待ってくださいよ。愛さん、どうして先生が「それをあれして」なんて言っただけで意味が分かるの！　信じられないよ。ああ、そうか分かったぞ、愛さんと先生とはそういう関係だったのか。
愛　ちょっと、何言ってるのよ。何が「そういう関係」よ。そっちの方がよっぽど意味不明じゃないの！
斎藤　まあ、まあ。年をとるとどうしても「あれをそれして」なんて表現が多くなる。それでも意味が通じるのには理由がある。それが、まさにこれから僕が説明しようとすることだ。でもこの話は丁寧に説明していかないと、頭がごちゃごちゃになってしまう。まさに「本当に大切なものは目に見えない」からね。

誠　わぁ、益々わけが分からないことになってきたぞ！　「本当に大切だけれど目に見えないもの」って何ですか？　それに今日の話の流れ、僕にはさっぱり読めませんよぉ！

＊

斎藤　それじゃあ、まず種明かしから始めよう。僕が愛さんに「そこにあるそれ、あれしてくれない？」と言った時に、誠君には全く意味が分からないのに、愛さんにはすぐに意味が分かったのには理由がある。実は誠君が僕の部屋に入ってくる直前に、愛さんのすぐそばにあるテーブルの上においてある『バフチン言語論入門』という本の話をしかけたところだったのさ。だから愛さんは、僕が「そこにあるあれ」と言った時に、すぐに「あれ」は『バフチン言語論入門』のことだということが分かった。そして、君たちと話をしている時に、僕が本を取ってもらうように頼むことは、これまでに君たちが何度も経験していることなので、愛さんは「あれをする」ということは、「手元にある本を取って僕に手渡す」ことだということがすぐに分かったというわけだ。

愛　はい。そのとおりです。でもさっきは、そんなことといちいち考えてませんでしたけどね。

誠　あ、なるほど。でもそれと「目に見える」とか「見えない」とかとは、どういう関係があるのですか？

斎藤　ここで大切なことは、今のようなやりとりを記述した時に、実際に目に見えるのは、僕が実際に言葉として口にした「そこにあるそれ、あれしてくれない？」だけだということなのだ。ところが、この言葉自身は、実はほとんど全く意味を持っていない。僕の発話が意味のあるものとして了解されるためには、言葉以外のものが絶対に必要で、それは「目に見えない」ものなのだが、それを無理に「目に見えるように」説明したのが、さっき言ったようなことなのさ。

愛　なるほど。説明するということは「明るく説く」ということですから、目に見えないものを目に見えるようにするということにつながるわけですね。

斎藤　そうそう、そのとおり。でも通常僕たちが生活している現場では、こんなことをいちいち説明するのはむしろ野暮なことだ。愛さんも言ったように、こういうプロセスは、普通は「目に見えず、いちいち考えたり説明したりしない」ものなのだよ。

誠　ふーむ。

愛　あれ、誠君、今度はすごく納得したような顔してるわね。何が納得できたの？

誠　あのね。「目に見えない」「いちいち考えたり説明したりする必要の無いもの」って、まさに、「空気」のようなものだなって。そう思ったんだ。そうすると、さっきのやりとりの中で、僕は空気が読めなかったので、先生と愛さんの交わしているやりとりの意味が全く分からなかったけど、愛さんは空気をしっかり読んでいたということになるね。

愛　うーん。私は「空気を読んでいた」と言うつもりはないわ。ただ、ほとんど何も考えずに行動していただけよ。誠君が「空気を読めなかった」というのは確かにそのとおりだと思うけど、それは誠君のせいではないわ。だって、誠君は肝心の時にそこに居なかったのだもの、それは当然よ。

斎藤　そうそう。今の話の中にはこういう話題にとって重要なポイントがたくさん含まれているのだけれど、少し話を説明しやすくするために、一つの言葉を導入してみよう。それは「コンテクスト」

という概念だ。

誠　あ、それ、確か以前のこの講座でも話題にでましたね。えーっと、確か医療面接の話をしていた時のような気がするなぁ。

愛　誠君よく憶えているわね。あの時は、「コン・コンって狐みたいだ」なんて言ってたのに。

誠　愛さんこそ、そんなことまで良く憶えているなぁ。でもコンテクストって何でしたっけ。

斎藤　最近では結構、色々な分野で話題に上ることが多くなった言葉なんだけどね。きちんと説明することは結構、難しい。愛さん、説明してみてくれますか?

＊

愛　はい。それじゃあ、私の理解している範囲で説明してみます。コンテクストって、日本語では、「文脈」とか「背景」とか「状況」とかって訳されてますが、たぶん元々は、テクスト（文）という言葉と対になって用いられる概念だと思います。つまり、テクストは文章の目に見える部分で、コンテクスト（文脈）は、テクスト（文）と共に（con-）あるものだけれど、それ自体は目に見えないものですね。コンテクストはテクストに意味を与えるもので、テクスト自身はコンテクストが無いと意味を持ちません。さっき、先生が「あれ」とか「それ」とか言ったのは、その言葉自体は意味を持たず、それが指し示すものが何かということが共通了解されていて、始めて「意味が通じる」わけですね。

誠　ふーん。なるほど…しかし愛さん難しいこと、良く知っているなぁ。

愛　だから、お互いに誉め合いっこしていても、話は先に進まないっていつも言ってるでしょ。

誠　そうすると、さっき愛さんが、先生の言った意味不明の言葉の意味がすぐに分かったのは、先生が「本を取ってほしがっている」ということがあらかじめ分かっていたからで、それがさっきの場面でのコンテクストになっていたということだね。なるほど、そうすると「空気を読む」というのは、実はコンテクストを読むことだということになりますね。そうか、物語というのは、テクスト・イン・コンテクストだから、それはつまり、物語の筋を読むということなんだね。

愛　ちょっと、ちょっと、誠君こそ、物分りが良過ぎるわよ。それじゃあ、作者の安易な意図が見え見えじゃあないの。

斎藤　おいおい。…君たちこの場のコンテクストを壊すようなことはやめてくれたまえ。「作者の意図」なんて言い出したら、何を言っているのか読者には分からなくなってしまうよ。

誠・愛　あーっ、先生それってずるいっすよ。先生こそ、この連載が実はフィクションだっていうコンテクストを操る権力を隠蔽しつつ独占しているじゃありませんか！

斎藤　分かった、分かった。どこかの頭の硬い社会学者のような言い方はよしてくれたまえ。…えっへん。ことほどさように、コンテクストという概念を言葉に上らせると、我々の頭は混乱してしまうのだよ。元来コンテクストとは、目に見えないものであり、正確に言葉で表現することはできないものなのだ。確かに私たちは、コンテクストに操られていると感じているけれども、コンテクストを明示的に操る権力を独占する個人なんてどこにもいないのさ。

愛　うーん。わけが分からないわ。

斎藤　しょせん、世の中なんてわけの分からないものさ。さぁ、話を元に戻そうか。

誠・愛　はい。お願いします。

＊

斎藤　もう一度、コンテクストとは何かということを説明しなおすと、コンテクストとは、今みたいに僕らが会話している時に、その会話に意味を与える「目に見えないもの」で、簡単に言うと「その場の雰囲気」として感じとられるものだ。

誠　さっきの例で言うと、「先生は本を取ってもらいたがっている」という雰囲気を愛さんが察知したということですね。

斎藤　そうそう。ところがさっきの例から分かるように、コンテクストとは「今・ここ」の場の雰囲気ではあるが、そのコンテクスト自身は、「さっきの僕と愛さんとの間でのやりとりされたこと」、つまり過去の出来事によって作られたとも言える。つまり、言葉を変えると、コンテクストは「歴史性」を持っている。

誠・愛　うーん。先生もあいかわらず難しい言葉を使いたがりますね。

斎藤　それだけじゃない。コンテクストにはもう一つ重要な側面がある。さっきの誠君の事件を例にとって説明してみよう。

愛　あら、そう言えば、誠君が空気が読めないって話、どこかへ行ってしまってましたね。

誠　あのねえ。愛さん。これだけは言わせてもらうけど、「空気が読めない」って面と向かって言われると、いくら僕でもすごく傷つくよ。そんな言い方、愛さんらしくないよ。

愛　あら、ごめんなさい。誠君がそこまで真剣だということ、今まで気づかなかったわ。

誠　いや、分かってくれればいいんだ。でもこれはたぶん一般的に言えることだと思うけど、「空気」というのは本来、読めないものだと思う。だって、空気というものは、いつも僕たちが吸ったり吐いたりしているもので、普段は「空気がある」なんて誰も考えていないでしょ。僕たちが「空気」を意識するのは、「息苦しい」時だけだよ。だから「空気」が話題になる時って、必ずその場の雰囲気が良くなくて「気まずい」とか「イライラする」時なんだ。「あいつは空気が読めない」って誰かが言うのは、実は単に「オレは気分が悪い」と言ってるのと同じだよ。だから「お前は空気が読めない」という言い方は、その場の「気まずい雰囲気」の責任を誰か一人に押し付けているだけで、言われた本人にはどうすることもできない。だからこれは一種のいじめにもつながることだと思うんだよね。

愛　確かにそのとおりだわ。「空気が読めなかった」のは私の方ね。本当にごめんなさい。反省します。

斎藤　うーん。今日は誠君の独壇場だね。僕が言いたかったこと、もう全部言われてしまったよ。でもそれをすぐに理解する愛さんもすごいね。

誠・愛　僕たちの世代にとって、この「空気を読む／読まない」という問題は重要ですからね。

斎藤　確かに僕もそう思うね。

＊

斎藤　さて、もう君たちには十分分かったと思うけど、誠君の正月のきまずい出来事の話、今までに学んだことから説明してくれるかな。

誠　うーん。僕にはまだ難しいなぁ。

愛　私も完全には説明できませんが、できるだけやってみます。たぶんポイントは、誠君がお友だちから昨年受け取った「引越し通知の葉書」にあるのではないかと思います。

誠　え、そうなの。でも分からないなぁ。

愛　あのね。あの葉書には「いつでもおいでください」って書いてあったけど、それはたぶん文字通りの意味ではないのよ。だって引越しの葉書にはみんなそう書いてあるもの。

誠　あ、なるほど。つまり、あの葉書にはテクストとしては「いつでもおいでください」って書いてあるけど、さっきの理屈から言えば、テクスト自体は本来意味を持っていないんだよね。ということはあれは本当は「来てもいいけど、常識はわきまえて来てください」という意味だったんだ。でもそんなことどうやって分かるの。

愛　それはたぶんこういうことだと思うわ。「いつでもおいでください」というテクストが、「印刷された引越し通知の葉書」に書かれていたということが問題なのよ。それが、このテクストに意味を与えているのよ。もしそのお友だちから直接面と向かって言われたのだったら、同じ言葉でも意味が違うと思うわ。

斎藤　そうそう。そのとおりだ。今の「引越し通知の葉書」のようなものは、ベイトソンという人の言葉によると、「コンテクスト・マーカー」と呼ばれていて、本来は無意味であるテクストに意味を与えるコンテクストを指し示す重要なものなのだ。時間が無いので、急いで説明すると、この「引越し通知の葉書」が「これは文字通りに受け取らないでください」という意味を持つような現象は、実は文化によって全く違うんだ。今回の話はたぶん、日本の文化でしか通用しない。多くの他の国では、「いつでも来てください」と書けば「いつでも行って良い」と、文字通りに判断する方が正しい。それが嫌なら、はっきりと分かるように書かなければいけない。このような文化、習慣の違いによって、色々な行き違いが起こることは現代ではむしろ常識と考えられている。

愛　なるほど。そういうのを、「文化的コンテクストの違い」と言うのですね。

斎藤　そうそう、そのとおりだ。

誠　なーるほど、そうすると、今回の僕のトラブルは、僕が悪いのでも、友人が悪いのでもなくて、双方のコンテクストの読み違いだったというわけですね。つまり同じテクストを違うコンテクストで読んでいたからこういうことが起こったというわけですね。

愛　なるほど。でも確かに今回の話は難しいですね。コンテクストは目に見えないものだけれど、私たちがやりとりしているメッセージだけではなく色々な経験を意味づけるものだから、ものすごく重要なものなのですね。

斎藤　そうそう、そのとおり。コンテクストをめぐる話は重要だが、結構、難しい。また機会があったら、続きを話すことにしよう。

＊

愛　ところで、『星の王子さま』の狐が言った「目に見えないたいせつなもの」って本当に、コンテクストのことなんですか？　今日のお話はためになりましたが、『星の王子さま』そのものにはそんな説明は全然出てきませんけど…。

斎藤　いやいや。狐の言いたかったことと今日の話題は無関係ではないと思うよ。なぜならば、狐は遠まわしにだけれど、はっきりそう言っているからね。

愛・誠　どう言っているのですか？

斎藤　狐だけに…コン！　テクスト…。

愛・誠　ひゅぅぅ～。寒気がしてきましたので今日はこれで失礼します。それじゃあ、また、よろしくお願いしまぁ～す。

講座第十五回　ナラティブ三年エビ八年

富山大学の斎藤教授の研究室。真夏である。暑い。とにかく暑い！

＊

誠・愛　こんにちは。先生、おじゃまします！

斎藤　やあ、良く来たね。外は暑いだろう！　まあ座りたまえ、今、冷たいものでも入れよう。

誠　わーい。ありがとうございます。先生のお部屋はクーラーが効いていて、涼しいですね。

愛　でも、先生、こんなにクーラーが効いているところに一日中おられると、かえって体調崩しませんか？

斎藤　うーん。僕は、あんまりそういうことは無いねぇ。暑くても寒くても、あんまり気にならない方だね。まあ、心頭を滅却すれば火もまた涼し、なんて言うからね。
愛　そうですか？　先生が、そんな悟っているようには全然、見えませんけど…。
誠　あっ。でも、僕、そういう境地って、すごくあこがれますね。小さいころからの夢でしたから。
愛　ちいさい頃からの夢って？　誠君、子供の頃はいったいどんな人になりたかったの？　…。
誠　前に言わなかったっけ？　僕はね、まず商人になってお金をもうけて、それから経験をつんだら魔法使いに転職して、最後は悟りを開いて賢者になるってのが人生の夢だったんだ。あ、もちろん、最終目標は、魔王を倒して世界を救うってことだけどね！
愛　…何よ、それ…。要するにゲームのやり過ぎじゃあないの！
斎藤　…うーん。いいねえ。若い人は。うーん。
愛　あれ、先生、どうしたんですか。何か、しんみりしたお顔してますね。
斎藤　うん。実はね、この「ナラエビ医療学講座」も今回で最終回にしようかな、って思っているんだ。
誠　えっ。えーっ！　そうなんですか。それは残念ですね。
愛　そうですよ。残念だなぁ、もっと勉強したかったのに。でも、先生どうしてですか？　もしかして、不治の病いにかかられたとか？
斎藤　…いや。そういうわけではないんだけどね。それじゃあ、今日は今までの総まとめということでやってみよう。
誠・愛　はーい。よろしくお願いします。

＊

斎藤　それでは、ちょっと、これを見てくれたまえ。最近、僕はこれを座右の銘にしているんだけどね。

誠　何ですか？　えーっと。「ナラティブ三年エビ八年」。

愛　えーっ。相変わらずダサイ座右の銘ですね。これって「桃栗三年柿八年」のパロディでしょう！

誠　まあ、ナラエビ医療学ですから、ナラティブとエビデンスの両方が大事だってのは、いやほど聞かされてきましたし、何となく分かりますが…。

愛　そうですね。これって、ナラティブ（ＮＢＭ）は三年勉強すれば良いけど、エビデンス（ＥＢＭ）は八年かかるってことですか？

誠　へーえ。意外ですね。斎藤先生なら、ナラティブ（ＮＢＭ）の方が奥が深いから、勉強するにはもっと時間がかかるっておっしゃると思っていましたが。

斎藤　そうじゃないんだよ。「ナラティブ三年エビ八年」とはね、「エビデンス（ＥＢＭ）を八年勉強しておけば、ナラティブ（ＮＢＭ）は三年で理解できる」って意味なのさ。もちろんこの数字に科学的な根拠（エビデンス）が有るわけじゃないけどね。

愛　どういうことですか？

斎藤　うん。最近、色々な人と話していて分かったんだけど、ＥＢＭをしっかりと勉強して正確に理解している人に、ナラティブ（ＮＢＭ）の話をすると、ほとんどの人がとても早く理解してくれるんだ。これはちょっと僕にも意外だった。

誠　そうですね。先生のおっしゃりたいこと、何となく分かります。ＥＢＭとＮＢＭって、一見まるで反対の考え方のように見えますものね。普通に考えたら、ＥＢＭの専門家だったら、ＮＢＭには批判的になりそうですよね。

斎藤　うん。僕も最初はそれを心配していたんだけどね。どうもそうじゃないようなんだ。確かに、ＥＢＭとＮＢＭは、ちょっと難しく言うと拠って立つ認識論が違っているんだ。つまり相容れない世界観の上に築かれているんだね。君たちならそのことが分かるだろう。

誠　はい。ＥＢＭは、私たちが住んでいるこの世界を確率論的に見ます。それと、医療の全てのものごとを、エビデンスが有るか無いか、という二分法的な観点から見ていると思います。要するに、医療における判断を、これは正しいのか正しくないのかと、一つひとつ検証していく態度ですね。でもＮＢＭは、そういう見方をしません。

愛　そうです。ＮＢＭは、この世界を、言葉を通じて私たちによって構成されている世界として見てますね。これって、構築主義とか構成主義とか言われているんですよね。そして、全てのものごとを「それも一つの物語」として理解します。

斎藤　え。えーっ。君たちすごいね！　何でそんな難しいこと知っているの？　この講座で、そんなこと直接説明した覚えはないよ！

愛　そりゃあ、もう。十四回もやっていれば、先生が考えていることくらい分かりますよ。それに先生の御本も読みましたし…。

斎藤　なるほど、なるほど。ああ、僕は優秀な教え子を持てて幸せだね。うーん。じゃあ君たちにはもう教えることは何も無い。それじゃあまたね。

誠　おっとっと。先生そこで説明やめちゃあ、分かりませんよ。何で「ナラティブ三年エビ八年」なんですか？

愛　先生、もしかすると単に説明するのが面倒くさいんじゃあ？

斎藤　…えっへん。それじゃあ、少し、歴史的な流れにそって、EBMとNBMについて、もう一度おさらいしていこうか。

＊

斎藤　時間の関係があるから、すごく単純化して説明するよ。多少の不正確さはこの際、無視する。

誠　えっ！　先生のお話って、不正確でなかったことなんて今までにありましたっけ？

愛　誠君！　だからそれを言っちゃあだめなんだってば！　いくら本当のことでも、先生に失礼でしょ！

斎藤　…えっへん。そもそもEBMは、何を目的にして医療界に登場して来たかったってことだね。愛さん、説明できる？

愛　えーっと。それまでの医療が、経験や権威者の見解に基づいて、根拠なしに行われてきたことを、何とかしようとして登場したんじゃあないでしょうか？

誠　それって、例えば、「どうしてそういう風に治療するんですか？」という質問に対して、根拠も無いのに、「それはこの病院のやり方だからだ」と答えるような態度ですね。「それじゃあだめだ。もっとちゃんとやろう」というのがEBMの主張だと思います。

斎藤　そのとおり！　要点を言えば、まさにそういうことだ。それを一言で言うならば、「偽（にせ）権威への挑戦」だ！

誠　何か、先生、急に興奮し出しましたね。誰かに恨みでもあるんですか？

愛　先生もきっと、昔、辛い思いをしたことがあるんでしょうね。

斎藤　…それはともかくとして、具体的にはどうするかということになるね。

誠　はい。それは、もう何回もこの講座で説明していただきましたけれど、一つは、できるだけ信頼できる根拠（エビデンス）を手に入れることですね。それは、原則として「臨床疫学的に得られる情報」である、というのがＥＢＭの基本的な考え方です。

愛　そして、そのエビデンスが信頼できるかどうかを判別する方法が「批判的吟味」ですね。

斎藤　うーん。完璧だ！　君たち、偉いね。本当によく分かっているよ。この「批判的吟味」というのが、ＥＢＭの実践における一つのキーワードだというのは、間違い無いところだろうね。でもね、さらに言うと、ＥＢＭにはもう一つの目的がある。というか、ＥＢＭには、もう一つ、期待されている大切なことがあるんだ。

＊

誠　分かりました。それは医療の標準化ですね。エビデンスに基づく医療判断を行うことによって、医療の質の格差を少なくしよう、誰でもどこでも質の保証された医療が受けられるような体制をつくろう、そのために批判的吟味に耐えた確実なエビデンスに基づいた医療をしよう、ということですね。

愛　それって、医療のグローバル・スタンドード化ってことですね。

斎藤　そうそう。誰だって、そういう医療を望むよね。それを望むこと自体は、僕もたぶん正しいと思う。

愛　先生、また何か、奥歯にもののはさまったような言い方してますね。何かおっしゃりたいことがあるんでしょう？

斎藤　そうそう。なかなか鋭いね。じゃあ、聞きたいんだけど、今、話題になった、ＥＢＭに期待される二つの大切なこと、つまり「エビデンスの厳しい批判的吟味」と「医療の標準化」、この二つって両立すると思う？

誠　それは、可能だと思いますよ。厳密なエビデンスだけを集めて、そのエビデンスに基づく診療ガイドラインを作れば良いんでしょう？

愛　うーん。何か話が簡単過ぎるような気がするわ。そんなうまい具合に行くのかしら。今までに勉強したことから考えると、たとえエビデンスが証明された治療法だとしても、決してそれは「必ずその患者さんに有効だ」ということを意味しているわけではないわ。せいぜい、確率論的に「他の治療法より有効である可能性が高い」というだけよ。

斎藤　そうそう。良い指摘だ。ここでは具体例を挙げることはしないけど、このことについては、この講座でくりかえし指摘してきたね。時には、この「より有効である可能性」というのは、数字にするととても小さいものであることも多い。

愛　それと、そもそも現時点ではエビデンスが見つからない、ということも良くありますよね。

誠　でも、それはこれから研究が進歩すれば解消するんじゃあないかな。

愛　あーら、そうかもしれないけど、やっぱり目の前の患者さんには間に合わないってことは問題よ。

誠　それじゃあ、質の高いエビデンスが見つからなければ、質が低いエビデンスで我慢するという手があるよ。

愛　質の低いエビデンスって、例えば、「専門家の見解」とかでしょう？　でも「専門家」って要するに、「権威者」じゃあないの。それじゃあ、最初に言った、「権威者の見解に頼るのはやめよう！」という目的と矛盾するじゃあないの！

斎藤　うん。うん。君たちの議論はとても良いところをついていると思うよ。一言で言うと、「エビデンスの批判的吟味を厳密にすること」と、「グローバル・スタンダードを提供すること」という二つの目的はある意味矛盾するんだ。批判的吟味を厳密にすると、使えるエビデンスが少なくなるので、グローバル・スタンダードを提供することは難しくなり、批判的吟味をゆるめれば、提供されたガイドラインは、質の低いエビデンスが中心になるので、グローバル・スタンダードにはならない。でもこのことはあまりみんな気づいていないみたいで、そのために、ＥＢＭをめぐる現場では、いくつかの混乱が生じていると僕は思う。

愛　どんなことですか？

斎藤　一つは、ＥＢＭが思ったより役に立たないという批判だ。エビデンスを探しても見つからないことが現時点ではまだまだ多いし、見つかったとしても、それは「絶対」を保証するものではなく、確率論的で相対的なものだから、結局、ＥＢＭを実行してもあまり意味が無いという主張だね。

誠　でも、それって、無い物ねだりなんじゃないですか？

愛　そうですよ。いつでも、誰でも、どこでも、絶対を保証する方法論なんて、そもそもそんなものあり得ないですよ。何でそんなことが分からないのかしら！

斎藤　うーん。実はそのとおりなんだけど、なかなかそこまで分からない人が多い。君たちは、まさにきちんとEBMを学んだから、それが分かるのだよ。

誠・愛　そうなんでしょうか？

斎藤　もう一つの混乱の元になっているのは、厳密なエビデンスが確保できないのなら、専門家の意見でそれを補ったガイドラインを作って、それをグローバル・スタンダードにすれば良いじゃあないかという考え方だ。

誠　それは一つの考え方ですね。

愛　でも、それってちょっと変ですよ。そんなのEBMって言えるのですか？　そもそもEBMって、個々の患者さんに良質の医療を提供するための方法論ですよね。それを、ガイドラインを強制して、しかもそのガイドラインが必ずしもエビデンスに基づいていないのだったら、昔の権威者の意見の強制による医療と同じじゃあないですか。

斎藤　なかなか鋭いね。愛さんと同じような感じ方をしている人は結構いて、そのような形でガイドラインを押しつけることは、診療の自由度を制限し、むしろ患者さんのためにはならないという強い反発がある。その代表的な議論は以下のHPで読める。

http://www.igaku-shoin.co.jp/nwspr/n2002dir/n2476dir/n2476_02.htm#00

http://www.igaku-shoin.co.jp/nwsppr/n2002dir/n2481dir/n2481_02.htm#00
http://www.igaku-shoin.co.jp/nwsppr/n2002dir/n2486dir/n2486_05.htm#00

誠　これは、厚生労働省が、エビデンスに基づくガイドラインを作成することによって、医療の標準化を図ろうとしていることに対する批判ですね。でも議論があんまり噛み合ってないように読めるなぁ。

斎藤　そうだね。この議論の中では、厚生労働省側でも、ガイドラインはあくまでも医療に利用するためのものであって、個々の診療の内容に強制を与えるものではないと反論している。確かにそれはそのとおりなんだが、ガイドラインというものが、ある程度、強制力を持っているかのように感じてしまうということもまた無理の無いことなので、なかなか難しいところだね。いずれにせよ、このような混乱があるので、ＥＢＭには誤解もあれば反発もあり、思ったほど医療界に普及していない、というのも残念ながら事実だと思うね。

愛　ちょっと、意見を言っていいですか。これってやっぱり、医療についての根本的な誤解だと思います。医療に「絶対を保証するもの」なんて元々、無いんじゃないでしょうか？「エビデンスに基づくガイドライン」だって、決して目の前の患者さんが必ず良くなるというような保証を与えてくれるなんてことはありえないですよね。結局、私たちがしなければならないのは、エビデンスやガイドラインを上手に利用しながら、個々の医療実践を少しでも良質のものにする努力をしていくことですよね。でも、そういう実践をしようとする時に、エビデンス情報や、良質のガイドラインが有った方が、無いよりずっと良いですよね。だからEBMってやっぱり私たちの役に立つものなんだと思います。

誠　僕も賛成です。だから僕たちはEBMや、その元になっている考え方をしっかり勉強しておかなければならないんだと思います。でも、結局、実際の医療って、何が起こるかは決して確実に予測できない不確定の世界なんですよね。そこが分かっていないと、エビデンスやガイドラインをうまく利用することもできないですよね。

斎藤　…くりかえすけど、もう君たちに教えることは何も無いよ。全くそのとおりだと僕も思うね。

＊

誠　先生、そろそろ「ナラティブ三年エビ八年」に話を戻したいのですが、今までのような話と、どういう関係があるのですか？

斎藤　もう、君たちが意見を言ってくれた中にはっきり示されていることなんだけどね。エビデンスとかEBMについて、しっかり勉強して深く考えていくと、必ず医療の不確定性という問題に行き当たる。医療の実践というものは、結局は確実には予測できない出来事が次々と生起するという時間の流れ、という体験に他ならない。しかし、その時間の流れのなかで、できる限り未来を予測し、できる限り適切な判断を行って行きたいと望むのが、我々医療者だ。EBMを真摯に学んでいくと必ずそこに行き着く。そこまで来たら、ナラティブ（NBM）の考え方はすぐそこまで来ていると言って良い。EBMとは、もちろん統計学だけではなく、我々が今まで追求してきた「科学的な医学」のある種の最終到達点だから、それを最低限理解するのに八年間くらいはかかるね。それをちゃんとやっておかない限り、「患者さんとの対話」だとか、「物語に基づく医療」だとか言ったって、そんなもの机上の空論に過ぎない。だから、エビの方をさきにしっかりと八年くらい学ぶ必要があるということになる。その素地があれば、僕の言う「ナラエビ医療学」を身につけるのは三年もあれば十分だ。

愛　先生、そんなに簡単に断言しちゃって良いんでしょうか？　前にも話に出たように、ＥＢＭとＮＢＭって認識論が違うんですよね。そんな簡単に統合なんてできるのですか？

斎藤　できるさ。できるとも。君たちならもう簡単なことだよ。誠君、愛さん！　僕の代わりにまとめてみてよ。君たちならもう分かっていると思うよ。

誠　えーっ。また僕らですか。先生は、何でも僕らに押しつけるんだから、ずるいですよ。でも、確かにそろそろ、「ナラティブ三年」も卒業の頃かも知れませんね。

愛　そう言われたら、確かにそうですね。それじゃあ、私からやってみます。まず、ＥＢＭからＮＢＭを見るとどうなるかって方からやってみたいと思います。ＥＢＭって、結局は個々の患者さんのためにエビデンスをどうやって有効に利用するか、っていう方法論ですよね。そのためには何が必要かって言うと、まず患者さんの抱えている問題が何かを知ることです。そのためには患者さんのお話を良く聴く必要があって、そこんとこは、患者さんとの対話ですから、ＮＢＭのプロセスって言っても良いと思います。

誠　おお、愛さん、なかなかやるじゃあないの。それじゃあ、後は僕が続けるけど、患者さんの問題が定式化されたら、エビデンスの検索と批判的吟味に移るわけですけど、ここが一番、ＥＢＭのＥＢＭらしいところですよね。でもそれでＥＢＭは終わりじゃあなくて、得られたエビデンスと患者さんの意向を摺り合わせないと、医療そのものは実践できないわけですよね。このプロセスって、まさに対話そのものですよね。だから、EBMを五つのプロセスの実践と考えた場合、ステップ①とステップ④は、まさにNBMそのものと言って良いと思います。

斎藤　おお、素晴らしいね。まさに僕の考えていることとぴったりの説明だ。それじゃあ、NBMの視点からEBMを見るとどうなるの？

愛　それって、要するに、NBMの実践の中で、臨床疫学的なエビデンスをどう利用するかってことですよね。それは、簡単です。NBMは、医療における理論や情報や考え方を、全て「一つの物語」と考えるわけです。大切なことは、「単なる物語だから価値が無い」って考えるんじゃなくて、「物語だからこそ価値がある」って考えて、個々の物語を大切に扱うってことですよね。だから、エビデンスも「一つの物語」って考えれば良いんですね。そして、患者さんとの対話の中で、エビデンスを話題として取り上げて、それについてじっくりと語り合えば良いわけです。考え方としては、とっても簡単ですよね。

誠　それと、NBMの良いところは、必ずしもエビデンスが存在しないような問題が出てきても、ちっとも困らないってことですね。エビデンスが見つかる時は、それについて話し合えば良いし、見つからなければ見つからないで、それを前提にしつつ話し合いを続ければ良いわけです。そういう意味ではNBMって、一見とらえどころが無いようだけど、結構、頼りになる方法論ですね。

斎藤　うーむ。もう僕から付け加えることは何も無いね。強いて少しだけ付け加えると、NBMを導入することによって、EBMが失うものってほとんど無いってことだね。特に、エビデンスの批判的吟味がもたらす「偽権威への挑戦」という機能は、患者さんとの対話の中でも有効に生かしていくことができる。要するに、詐欺みたいなとんでもない医療の方法論について、はっきりと異議の申し立てができるということだ。医学の歴史って、ある意味では、迷信や詐欺との戦いだったわけだ。物語の多様性を医療に取り入れることは医療をとても豊かにするけれど、同時に明らかな詐欺や迷信を復活させてしまったら、元も子も無くなってしまう。エビデンスをしっかりと押さえることによって「偽権威」にはっきりと異議を申し立て、全ての意見のそれぞれを「一つの物語」と理解することによって、迷信や詐欺を「文字通りに信じてしまう」ことを防止する。そういう意味で、ナラエビ医療学は、患者さんを詐欺や迷信に基づく医療の危険から守る方法論だとも言えると思うよ。

愛　なるほど、そういう意味でも、「ナラティブ三年エビ八年」って大切なのですね。

誠　うーん。両方合わせると十一年か！　結構、長いですね。でも、本当に患者さんの役に立てる医療者になるためには、そのくらいは必要ですよね。これからも精進したいと思います。

斎藤　それじゃあ、ちょっと名残惜しいけど。僕たちの「ナラエビ医療学講座」はこれでいったん終結だ。ご苦労さま。また、きっとどこかで会いましょう。

誠・愛　はーい。それじゃあ、先生もお元気で。

エピローグ　ナラエビ医療学をもっと詳しく知りたい人への長いあとがき

本書は、「ナラエビ医療学」という、耳慣れない医学・医療の考え方について、著者と他の登場人物（架空のキャラクター）との対話という形式を借りて述べたものです。「ナラエビ医療学とは何か？」ということについては、本書の中で、色々な形で議論されています。しかし、もちろん「ナラエビ医療学」などという概念が、正統的な医学の分野で認められているわけではありません。こんな妙な言葉を使っているのは、現在のところ著者一人だけでしょう。最初は、ワープロでの偶然の変換を採用して、「奈良海老医療学」と称していましたが、あまりにも意味不明なので、本書ではカタカナで表記しました。

本文でも述べているように、「ナラエビ医療学」とは、「ナラティブ・ベイスト・メディスン（NBM

＝物語と対話に基づく医療）と、エビデンス・ベイスト・メディスン（ＥＢＭ＝科学的根拠に基づく医療）を両方とも大切にする医学・医療の在り方」として定義されます。このあとがきでは、ＥＢＭ、ＮＢＭという、医療・医学において比較的最近提唱された重要な概念について簡単に解説しておきたいと思います。そして、現代までの医学・医療の流れのなかで、このようなことを考えていくことがなぜ重要であるのか？　といったことについても触れたいと思います。

近・現代の医学・医療と、その問題点

医療とは、病む人（患者さん）を援助するための実践的行為であり、医学は医療実践を有効に行い、それを改善するための系統的な学問体系（知の体系）です。明治以降、日本に西洋の近代医学が導入されて以来、我が国における医療実践も、そのほとんどが西洋近代医学の考え方に基づいて実行されるようになりました。近代医学の特徴を単純に要約するならば、それはまず、「患者さんという人間（病人）」と「患者さんのもつ疾患（病気）」を分離し、病気を取り除くことによって、患者さんを治療しようとする方法論であると言えます。このような医療を効率良く行うためには、疾患はできる限り分類され、その病態生理（しくみ）が科学的方法論によって明らかにされ、個々の疾患に応じた診断→治療体系が確立される必要がありました。そのため、まず精神疾患（こころの病気）と身体疾患（からだの病気）が明確に分離され、各疾患はできる限り臓器別（心臓の病気とか、胃の病気とか、脳の病気とか）に分類され、医学はそれに伴って主として臓器別に専門分化し、医療者もそれぞれの分野の専門家として細分化され、現代の医療体系が確立してきたと言えます。

しかし、このような医学・医療の体系の中で、必ずしも常に質の高い医療が患者さんに提供されるということが保証されてきたわけではありません。患者さんが抱える問題を解決するために、医療者は何らかの医学的根拠に基づいて判断し、方針を決定するわけですが、この判断の根拠は多くの場合、その医療者のそれまでの経験や、必ずしも妥当性が証明されていない権威者の見解などに基づいていたことが指摘され、それを改善しなければ、適切な医療が安定して患者さんに提供されることは無いということが問題にされるようになってきました。そのような流れの中から、EBMが出現して来ました。

さらにもう一つ、近・現代の医療・医学の問題点があります。それは、近・現代の医学は、本来分割できない一人の病む人間である患者さんを、「臓器や組織の集合体」と見なす傾向を助長し、その結果さまざまな問題が医療実践の現場において生じるようになったということです。その最大のものは、患者さんが医療現場において、人間的に疎外されるという問題であり、当然のことながらこの傾向は、患者さんの医療に対する満足度を著しく低下させています。また、同時に、医師・医療従事者も、医学と医療、専門的知識と現場で実際に生じる現象の乖離に悩まされることになり、これは医療者の専門職としての職業的充実感を著しく低下させる一因ともなっています。このような流れの中で、全人的な医療を復活させようとする一つのムーブメントとして出現してきたのが、NBMであると言えるでしょう。

EBM（科学的根拠に基づく医療）とは？

EBMという言葉は、一九九一年にカナダのマクマスター大学の内科・臨床疫学のグループが提唱したもので、この概念自体はたかだか二十年ほどの歴史しか持っていないのですが、この間に全世界を席巻したと言っても良いほどの大きな影響を、医学・医療の世界に与えました。本文の中でも述べられているように、EBMという概念は、本邦に取り入れられるに当たって、若干の誤解や混乱も生じてはいますが、おおむね以下のようにまとめられると思われます。

EBMとは、一言で言えば、「臨床疫学的な研究から得られた情報を、実際の臨床現場における診療に役立てるための方法論である」ということになります。この観点から、「EBMとは個々の患者のケアに関わる意志を決定するために、最新かつ最良の根拠（エビデンス）を、一貫性を持って、明示的な態度で、思慮深く用いることである」という、サケット教授の定義が広く用いられています。この定義から分かるように、EBMは、普遍的な、常に正しい方法論を医療に提供するものではなく、あくまでも、目の前の実際の患者さんに焦点をあて、個々の診療の中で、臨床疫学的な情報を患者のためにいかに適切に利用していくか、という方法論であると言えます。

もう一つ、別の観点からEBMを定義すると、「EBMとは、『論文などの外部からの検索により得られたエビデンス情報』、『患者の意向・価値観』、『医師の専門的臨床能力』の三つの要素を、臨床場面において統合するものである」とされています。つまり、EBMとは、決して研究論文を検索したり批判的に評価したりすることだけにとどまるものではなく、患者の主観や、医師の臨床能力をも重視するものであると言えます。

次に、EBMの実践には、有名な五つのステップが設定されており、それは、①患者の問題の定式化、②情報の収集、③得られた情報の批判的吟味、④情報の患者への適用、⑤これまでのステップの評価、の五つです。

EBMの最初のステップは、目の前の患者さんの臨床的な問題が何であるのかを把握し、それを、エビデンスを利用できるような疑問の形で定式化することです。この実際の例については、本文の講座、第二回の「高血圧は実在するか?」と第十二回の「腰痛のエビデンス」で具体的に述べられています。これらの例では、主として治療についての問題を設定していますが、実は、EBMで扱われる臨床疑問はこれだけではなく、診断、予後、副作用、医療経済効果など、色々な問題を扱うことができます。臨床疑問の種類によって、ステップ②、③におけるエビデンスの評価も異なってくるところに注意が必要なのですが、本書ではそこまでの内容を扱うことはできませんでしたので、興味のある方は、ぜひ他の本にもあたってみてください。巻末に比較的読みやすい参考書籍を掲げておきます。

ステップ②の「情報の収集」と、ステップ③の「得られた情報の批判的吟味」が、EBMの特徴が最も発揮されるプロセスです。特に、エビデンスの批判的吟味という概念と手順が明確に規定されているというところが、EBMの大きな特徴です。本書では、この詳しい内容にはほとんど触れることができませんでしたが、このステップを理解するための良書はたくさん出版されていますので、ご参照ください。また最近では、すでに専門家によって批判的吟味がなされているエビデンス情報集(二次情報)が手に入るようになりました。実際の臨床では、こういった二次情報を利用することにより、時間と労力が著しく節約できます。また、このような二次情報は、専門家だけではなく、患者さんや、一般市民が手軽に利用することもできます。

元来、EBMが目指す大きな目的の一つは、医療や健康に関する情報を専門家が独占するのではなく、医療者と患者が、開かれた情報を利用することによって、同じ地平に立とうとすることです。エビデンスの二次情報が充実することによって、このような医療者と患者・一般市民の対等性の獲得が推進されるものと思われます。本邦で利用できる二次情報を巻末に掲げておきました。

EBMにおける一つの大きな問題は、このステップ②、③のみが、EBMであるかのようにしばしば誤解されていることです。EBMの実践のためには、患者さんから十分に話を聞き、いったい何が問題であるのかを判断するステップ①と、得られたエビデンス情報について、患者さんと対話しながら、方針についての合意を得るステップ④が非常に大切なのです。このことは、なぜ「ナラエビ医療学」といった概念が意味をもつのか？　ということに関わってきます。

本文の講座第十五回でかなり詳しく触れましたが、EBMをめぐる混乱の一つの要因が、「診療ガイドライン」についての誤解にあると思われます。「エビデンスに基づくガイドライン」とは、医療の標準化のために利用し得る、役に立つ二次情報ではありますが、それ以上のものではなく、もちろん常に最善の医療を約束するものではありません。ガイドラインが医療における絶対であるかのような誤解は、むしろEBMに対する反発を招き、患者中心の医療を阻害するものとなりかねないでしょう。

NBM（物語と対話に基づく医療）とは？

NBMという概念が初めて提唱されたのは、グリーンハルとハーウィッツによって編集され、一九九八年にBMJ Booksから発行された同名のモノグラフによってです。ですから、NBMが医学界に登場してから、まだようやく十年がたったばかりという、とても新しい概念です。グリーンハルとハーウィッツは、ともに元々はEBMの研究者でもあり、NBMを提唱した理由として、以下のように述べています。

西洋医学においては、治療法を理論的に支える妥当で確実な根拠（エビデンス）を求めることに対して熱心な努力がなされてきた。しかしそれに比べると、臨床において患者自身の体験を理解することや、患者と良好なコミュニケーションを保つことはあまり注目されてこなかった。私たちが物語（ナラティブ）に注目するようになったのは、西洋医学におけるこのような不均衡を強く感じていたためである。

しかし、NBMは単にEBMを補完するという狭い領域にのみとどまるものではありません。「ナラティブ＝物語」をキーワードとして、医療と他の学問分野（文化人類学、社会学、心理学、看護学、言語学、文学、倫理学、教育学など）との幅広い学際的な交流を特徴とします。

また、NBMは、現代医学の持つ大きな問題点、本来分割できない一人の病む人間である患者さんを、「臓器や組織の集合体」と見なす傾向、に対しても挑戦します。NBMは、いわゆる「全人的医療」の流れを汲んでいるのです。グリーンハルは、一般医療におけるNBMの特徴を、五項目に整理しています。個々の項目について、以下に少し詳しく解説しましょう。

① 「患者の病い」と「病いに対する患者の対処行動」を、患者の人生と生活世界における、より大きな物語の中で展開する「物語」であるとみなす。

医療人類学的には、いわゆる「病気」を、患者さんの主体的な体験である「病《やま》い」と、客観的に証明できる病理学的実態（あるいは概念）としての「疾患」に分けて考えます。NBMは、患者さんが体験する現象としての「病い」を重視し、患者さんの「病いの体験」をそのまま理解し、それを尊重する、という姿勢を堅持します。しかし、NBMは、患者さんの「病いの体験」を、患者さんの人生そのものから切り離された独立したものとは考えません。人生そのものが物語であり、かけがえの無い個人の物語の実演こそが人生であると考えます。病いの物語は、患者さんが体験する重要な物語ではありますが、患者さんは決して病いだけを生きているわけではありません。医療者は、そのような、人生の節目、節目における患者さんの物語の実演に同行する者、あるいは目撃者の役割を果たすことになります。

② 患者を、物語の語り手として、また、物語における対象ではなく「主体」として尊重する。同時に、自身の病いをどう定義し、それにどう対応し、それをどう形作っていくかについての患者自身の役割を、最大限に重要視する。

現代の医療において、最もおろそかにされてきたことの一つが、この「患者さんを『対象（客体）』としてではなく『主体』として尊重する」ということであると思われます。物語には、語り手と聞き手の存在が不可欠です。医療の場面では、まず患者さんが語り、医療者はその聞き手となります。この時、医療者が患者を、診断や治療の単なる「対象」としてしか認識しなければ、そこには真の意味での「対話」は成立しません。

患者が自身の病いを定義し、形作っていくとは、まさに患者さんが自分自身の物語の執筆者となる、ということです。医療従事者の役割は、患者さん自身の執筆活動（実際には語り）にそっと付き添い、その書き換えを援助することです。決して医療者の物語を患者さんに押しつけることではありません。

③　一つの問題や経験が複数の物語（説明）を生み出すことを認め、「唯一の真実の出来事」という概念は役に立たないことを認める。

患者さんの語る病いの体験は、さまざまな観点から意味づけられ得るものです。これは、単に考え方が複数あるということに限りません。例えば、色々な複数の出来事が連続して起こった時に、必ずしもそれらの出来事が全て語られるわけではありません。語り手と聞き手の相互関係に応じて、幾つかの事件は詳しく語られますが、幾つかは省略されます。したがって、意見や考えが複数あり得るというだけではなく、「事実」さえも複数あり得るとNBMは考えるのです。

患者さんの語りが、自分の病気や自分の置かれている状態に対する「説明」を含むということは極めて一般的なことです。これは「説明（解釈）モデル」と読ばれます。患者さんの説明モデルは、必ずしも一つとは限らないし、対話の中で刻々と変化するものです。それに対して、医師自身も医師の立場からの説明モデルを持っています。この両者の説明モデルをすり合わせることは、医療における対話の重要なプロセスの一つです。

④　本質的に非線形的なアプローチである。すなわち、全ての物事を、先行する予測可能な「一つの原因」に基づくものとは考えず、むしろ、複数の行動や文脈の複雑な相互交流から浮かび上がってくるもの、と見なす。

NBMは、医療において生起する出来事を、原因→結果という直線的な因果関係という観点からのみ考えることはしません。もちろん、因果論的な思考が、実際の医療において役に立つことがあることは認めます。しかし、現代の医療が、あまりにも、因果論的思考にのみ束縛されていることに対して、NBMは異議を唱えます。「複数の行動や文脈の複雑な相互交流」を知るとは、まさに、患者さんをとりまく心理社会的背景を知ることです。NBMは、患者さんが語る物語をまるごと傾聴することを通じて、これを知ろうとするのです。

⑤ 治療者と患者の間で取り交わされる（あるいは演じられる）対話を、治療の重要な一部であるとみなす。

一般に、医療における面接や対話は、疾患を診断し治療するための一つの手段である、と考えられています。しかし、NBMは、その考え方を逆転します。NBMは、患者さんとの対話を、むしろ医療における最も本質的な行為であると考えます。診断や治療は、そのような対話のプロセスの中で採用され、利用される道具であり、副次的なプロセスである、とさえNBMは主張するのです。実際の医療現場では、対話の中で診断に至らず、通常の意味における治療が行われないこともしばしばあります。しかし、医療従事者と患者さんが対話することそのものが、まさに真の治療であると、NBMは考えるのです。

EBMとNBMの統合（ナラエビ医療学）は可能か？

これについては、すでに本文の講座第十五回において、詳しく述べられています。しかし、実は、この点については、まだ色々な意見があるというのが現状です。大きく分けると、以下の三つの考え方があります。

①　EBMとNBMは相互に補完的であり、NBMを加えることによってEBMの体系は完成するという楽観的な考え方。

日本の多くのEBMの専門家は、この①の考え方を採用しているように思われます。すでに、EBMのステップ①と④は、患者さんとの対話そのものであるということについては触れましたが、さらに、EBMの実践における三要素（エビデンス、患者の意向、医師の臨床能力）を振り返ってみると、患者さんの意向を知るためには患者さんとの対話が不可欠ですし、医師の臨床能力の重要な部分として、患者さんとコミュニケーションする能力、患者さんと対話する能力が含まれていることは明らかです。このような意味からも、EBM実践は、すでにNBMの実践を前提として含んでいると言って良いのではないでしょうか？　患者さんのために役に立つ医療を実行するためには、統計学や臨床疫学の知識だけでは不十分であり、患者さんとの有効な対話を行う洗練された方法論が必要です。その意味からも、NBMはEBMを補完しているという言い方も可能ですし、EBMはNBMをすでに含んでいるという言い方も可能です。

②　EBMとNBMは異なる二つの世界観であるが、患者と医師の出会いの場面において共存し得るとする慎重な考え方。

グリーンハルなどのNBMの主張者の大部分は、この②の慎重な考え方を採用しているように思われます。なぜなら、EBMは、実在論的な世界観に基づく考え方であり、NBMの「言葉によって世界が構成される」とする構成論的な世界観とは相容れません。また、すでに述べた、NBMが主張する「物語としての病い」「語りの主体としての患者」「複数の説明の容認」「直線的因果論の否定」「対話を治療とみなす」という五つの特徴は、近代の科学的医学の認識論とは相容れないと考えられます。したがって、医療者は現場において、慎重に「サイエンス」と「アート」を併用することによって、患者の最大幸福を追求するということになります。

③ EBMとNBMは異なる二つの世界観であるが、患者と医師の対話の現場において、NBMはEBMを包摂／統合するとする大胆な考え方。

著者は、先述の①、②の考え方を間違いだとは思っていませんが、一歩進んで、第三の大胆な考え方を採用することが可能だと考えています。この考え方については、本文の講座第十五回においてもすでに述べられていますが、再度簡略に述べると以下のようになります。NBMの観点からは、EBMやエビデンスといった概念は、それ自体が、「有効に利用すべき一つの物語」であってそれ以上でもそれ以下でもない、と考えられます。したがって、NBMの実践において、エビデンスを重視する態度をとることとそのものには、何ら矛盾はありません。利用できるエビデンスが手に入る時はそれを利用し、エビデンスが得られない時でも、それなりに患者さんとの対話を続けることを目指せば良い、とNBMは考えます。しかし、臨床現場でこのような実践を行うには、かなりの訓練とコツが必要であると思われます。本書ではその内容にまで触れることはできませんでしたが、「ナラエビ医療学」を実践するためには避けて通れないことだと考えています。

おわりに

本書の内容は、著者が所属する、富山大学保健管理センターから発行される広報誌である「季刊・ほけかん」に、全十六回にわたって連載された内容に加筆したものです。元々は、医師や医療従事者を対象として書かれたものではなく、一般の大学生や教職員向けの健康講座的な目的で書かれたものですが、書き進めていくうちに、登場人物が自発的に論を進めていくような体験となり、著者にとっても考えをまとめるのにたいへん役に立ちました。架空のキャラクターでありながら、生き生きと対話の相手を勤めてくれた、海老原愛さん、奈良林誠君には、最大の感謝を捧げます。

なお、本書のプロローグ、第一章~第七章、十五章およびエピローグについては、『「健康によい」とはどういうことか——ナラエビ医学講座』というタイトルの書籍として、二〇〇五年に晶文社からすでに発売されたものです。残念ながらこの書籍は廃版となってしまい、現在は手に入れることができません。前書は、一部の領域で高い評価を受けており、幾つかの大学のゼミでも教科書として用いられていました。そこで、今回、前書発行後に書き足された八つの章をあらたに加え、増補改訂版として北大路書房から発行していただくことになりました。快く転載を許可していただいた晶文社には篤く御礼申し上げるとともに、今回の増補改訂版の編集を担当していただいた、北大路書房の木村健さんに最大の感謝を捧げます

二〇一一年二月二十日

斎藤　清二

【参考書籍】

EBMについての書籍

デビッド・サケット他著、エルゼビア・サイエンス編『Evidence-Based Medicine――EBMの実践と教育』エルゼビア・サイエンス、二〇〇三年

カール・ヘネガン他著、斉尾武郎監訳『EBMの道具箱 第二版』中山書店、二〇〇七年

トリシャ・グリーンハル著、今西二郎他訳『EBMが分かる――臨床医学論文の読み方 第二版』金芳堂、二〇〇四年

名郷直樹『続EBM実践ワークブック――今、できるかぎりの医療を』南江堂、二〇〇二年

エビデンスの二次情報

福井次矢『EBM 正しい治療が分かる本――EBM(科学的根拠に基づく医療)が明かす信頼できる医療』法研、二〇〇三年

葛西龍樹訳『クリニカルエビデンス・コンサイス issue 16 日本語版』医学書院、二〇〇七年

NBMについての書籍

トリシャ・グリーンハル他編著、斎藤清二他監訳『ナラティブ・ベイスト・メディスン――臨床における物語りと対話』金剛出版、二〇〇一年

斎藤清二・岸本寛史著『ナラティブ・ベイスト・メディスンの実践』金剛出版、二〇〇三年

トリシャ・グリーンハル著、斎藤清二訳『グリーンハル教授の物語医療学講座』三輪書店、二〇〇八年

ブライアン・ハーウィッツ他編、斎藤清二他監訳『ナラティブ・ベイスト・メディスンの臨床研究』金剛出版、二〇〇九年

【著者紹介】

斎藤 清二（さいとう・せいじ）

一九七五年、新潟大学医学部卒業。

県立がんセンター新潟病院、東京女子医科大学消化器病センター、新潟大学医学部附属病院第三内科などでの臨床研修を経て、
一九七九年、富山医科薬科大学医学部第三内科助手。

一九八八年、医学博士。

一九九三年、英国セントメリー病院医科大学へ留学。

一九九六年、富山医科薬科大学第三内科助教授。

二〇〇二年、富山大学保健管理センター長・教授。

二〇一五年、富山大学名誉教授・立命館大学大学院応用人間科学研究科特別招聘教授。

二〇一六年、立命館大学総合心理学部特別招聘教授、現在に至る。

専攻は、消化器内科学、心身医学、臨床心理学、医学教育学。

主な編著訳書
『はじめての医療面接――コミュニケーション技法とその学び方』（単著）医学書院、二〇〇〇年
『ナラティブ・ベイスト・メディスン――臨床における物語りと対話』（共監訳）金剛出版、二〇〇一年
『ナラティブ・ベイスト・メディスンの実践』（共著）金剛出版、二〇〇三年
『ナラティヴと医療』（共編）金剛出版、二〇〇六年
『エマージェンス人間科学――理論・方法・実践とその間から』（共編）北大路書房、二〇〇七年
『グリーンハル教授の物語医療学講座』（単訳）三輪書店、二〇〇八年
『ナラティブ・ベイスト・メディスンの臨床研究』（共監訳）金剛出版、二〇〇九年
『発達障害大学生支援への挑戦――ナラティブアプローチとナレッジマネジメント』（共著）金剛出版、二〇一〇年
『ナラティブ・メディスン――物語能力が医療を変える』（共訳）医学書院、二〇一一年
『ナースのためのナラエビ医療学入門』（単著）日本看護協会出版会、二〇一四年

『関係性の医療学――ナラティブ・ベイスト・メディスン論考』（単著）遠見書房、二〇一四年

『改訂版 医療におけるナラティブとエビデンス――対立から調和へ』（単著）遠見書房、二〇一六年

ナラエビ医療学講座

——物語と科学の統合を目指して——

2011年3月31日　初版第1刷発行
2017年3月20日　初版第2刷発行

定価はカバーに表示してあります。

著　者　斎藤清二
発行所　㈱北大路書房
〒603-8303　京都市北区紫野十二坊町12-8
電話（075）431-0361㈹
FAX（075）431-9393
振替　01050-4-2083

印刷・製本●創栄図書印刷㈱
検印省略　落丁・乱丁本はお取り替え致します。
ISBN978-4-7628-2752-5　Printed in Japan